Sommerzeit ist Bikinizeit! Wenn der Urlaub kurz bevorsteht, wünscht sich jede Frau einen schlanken und straffen Body – schließlich will sie am Strand eine super Figur machen. Mit der neuartigen Bikinidiät ist das ganz einfach: Schlemmen Sie sich schlank mit Fatburnern und Co! Kombiniert mit einem extra Bikiniworkout und einem speziellen Anti-Cellulite-Pflegeprogramm schwinden überflüssige Kilos und Orangenhaut schon nach drei Wochen sichtbar. Das Ergebnis: Ihr Körper ist wieder richtig schön knackig.

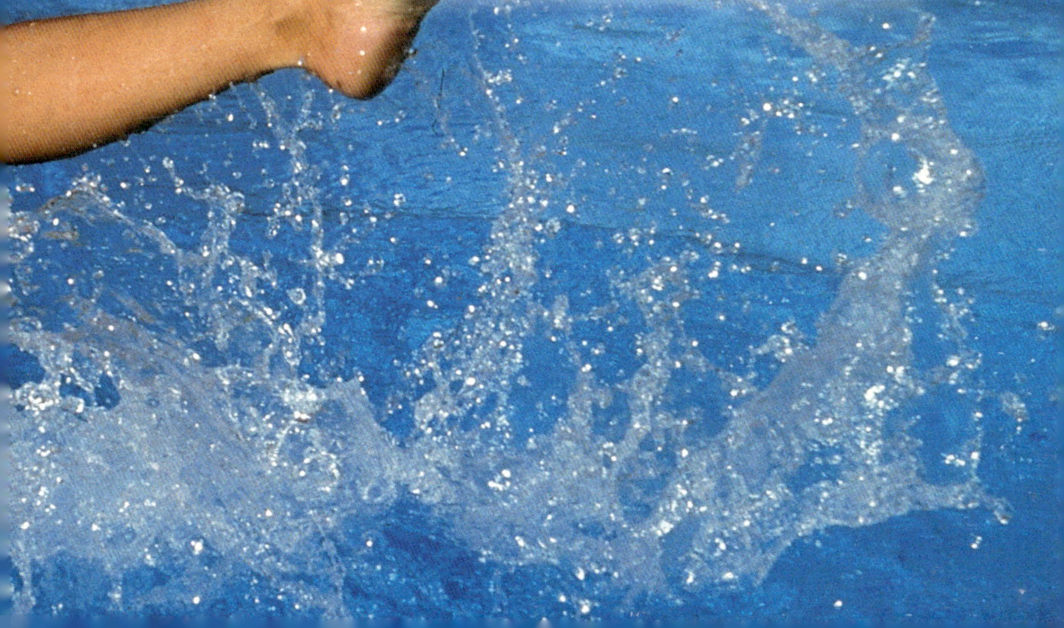

Inhalt

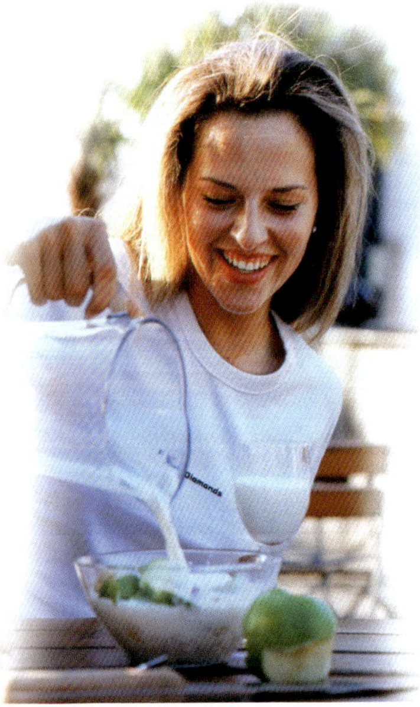

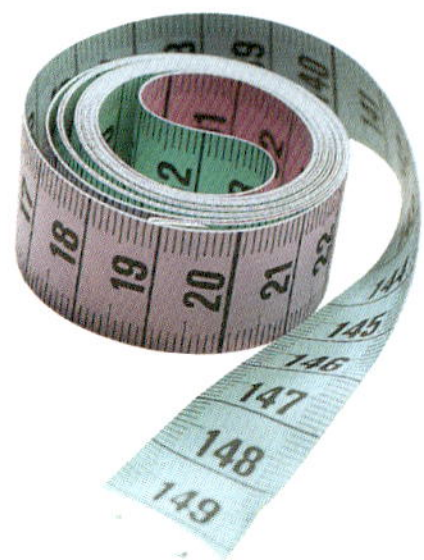

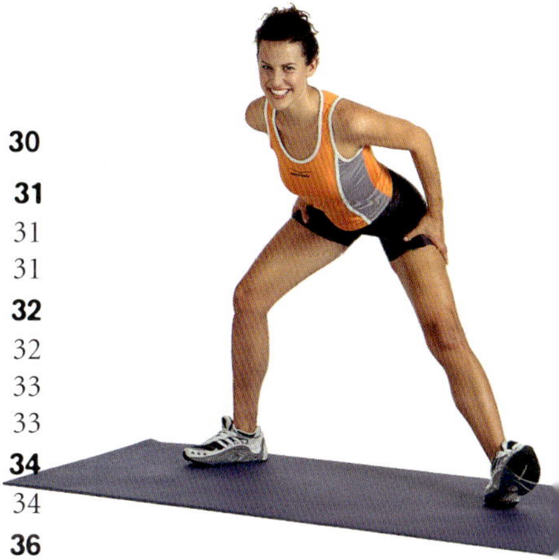

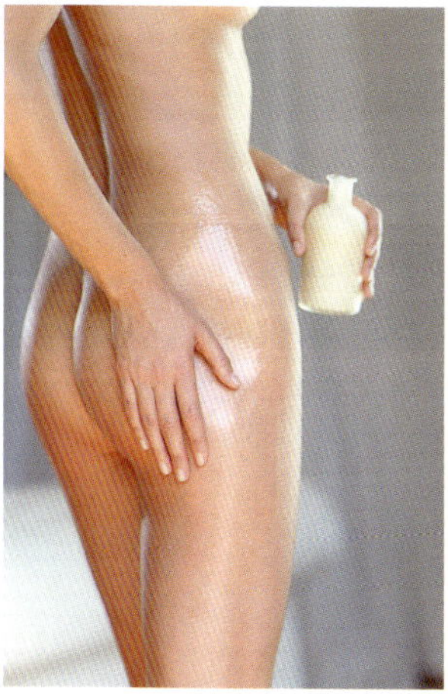

Her mit der Bikinifigur!

Abnehmen mit Spaß

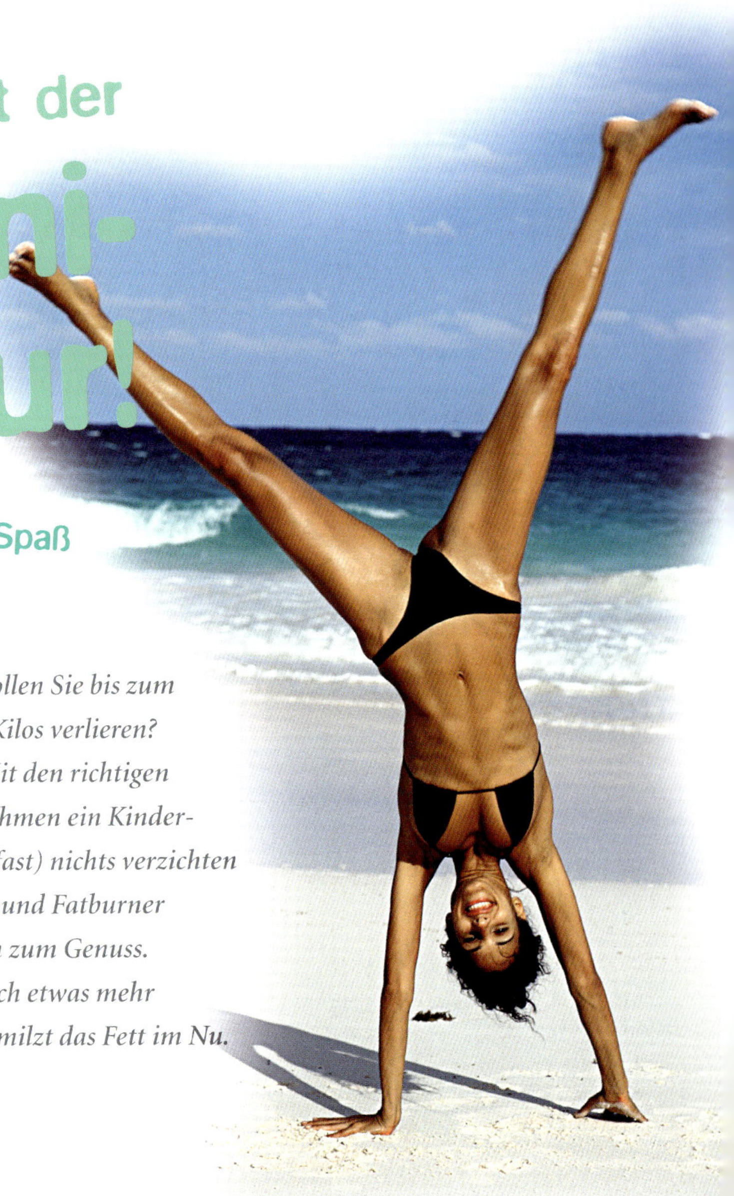

Zwickt der Bikini, wollen Sie bis zum Urlaub noch ein paar Kilos verlieren? Dann nichts wie los! Mit den richtigen Lebensmitteln ist Abnehmen ein Kinderspiel, bei dem Sie auf (fast) nichts verzichten müssen. Kalorienkiller und Fatburner machen das Abnehmen zum Genuss. Wenn Sie sich dann noch etwas mehr bewegen als bisher, schmilzt das Fett im Nu.

Sommerzeit – Bikinizeit

Je höher im Sommer das Quecksilber steigt und je mehr Hüllen fallen, desto deutlicher kommen leider auch die typisch weiblichen Problemzonen ans Tageslicht. Ärgerlich, denn gerade am Strand wollen alle Frauen eine gute Figur machen. Doch der Bikini macht ihnen einen Strich durch die Rechnung! Mal kneift es hier, mal sitzt dort ein Speckröllchen zu viel. Und wirft die Haut nicht an den Oberschenkeln und am Po sogar Dellen?

Problem Cellulite

Cellulite ist bei weitem kein Thema nur für Übergewichtige! Selbst sehr schlanke Frauen klagen oft schon vor dem 20. Lebensjahr über schlaffes Gewebe, das ihnen das knappe Strandoutfit vermiest. Insgesamt leiden sogar 90 Prozent der Frauen unter der so genannten Orangenhaut – in mehr oder weniger ausgeprägter Form.
Denn im Gegensatz zum starken Geschlecht sind Frauen von der Natur weniger verschwenderisch mit Muskeln bedacht worden und haben eine andere Gewebestruktur. Schließlich muss das Gewebe bei einer Schwangerschaft ganz schön nachgeben.

Ran an den Speck!

Hart, aber wahr: Ohne Sport bleibt das Gewebe schlaff! Wer fit für den Strand sein will, muss Mutter Natur also ein Schnippchen schlagen und schon vorher fleißig das Muskelgewebe aktivieren und stärken. Das Tolle daran: Durch den steigenden Energiebedarf schmilzt gleichzeitig das Fett.

Schlank mit System

Aber nicht nur auf das richtige Fitnessprogramm, auch auf die Ernährung kommt es an. Denn wer hofft, durch eine Crashkur oder ein paar Fastentage die unliebsamen Pölsterchen zu verlieren, baut stattdessen nur reichlich Muskulatur ab. Und genau das sollte vermieden werden. Bauen Sie lieber durch ein ausgeklügeltes Ausdauertraining und Workout Ihre Muskulatur auf und durch ein gezieltes Ernährungsprogramm Fett ab. Wenn Sie dann noch ein paar gewebestraffende Extras in Ihr tägliches Pflegeprogramm aufnehmen, steht der Bikinifigur nichts mehr im Wege.

Effektiv abnehmen

Wie die Technik schreitet auch die Ernährungsmedizin immer mehr voran. Vergessen Sie daher alte Ernährungsregeln, Programme und Tabellen. Die Rezepte, die Sie ab Seite 16 finden, beruhen auf den neuesten ernährungswissenschaftlichen Erkenntnissen und kombinieren genau die Lebensmittel, die Ihr Körper braucht, um Fettdepots abzubauen. So macht Abnehmen Spaß!

Bin ich zu dick?

Der menschliche Stoffwechsel arbeitet wie ein Hamster: Sein Ziel ist es, die Fettzellen für Notzeiten zu füllen. Leider hat er sich dabei aber der Evolution nicht angepasst. Auch im Zeitalter von gut gefüllten Kühlschränken und Vorratsregalen hat sich bei etwa jedem Zweiten von uns nichts an der genetischen Programmierung »Fettansammlung« geändert. Daher müssen die Betroffenen selbst gegen ihre Gene kämpfen. Dafür gibt es einen einfachen Trick: Durch mehr Muskeln und einen niedrigeren Insulinspiegel wird der Stoffwechsel neu reguliert und auf Energieverbrennung statt Fetteinlagerung gepolt.

Kennen Sie BMI?

Nicht jede Frau, die mit ihrer Figur unzufrieden ist, ist auch wirklich zu dick. Wenn Sie überprüfen wollen, ob Sie zu viele Kilos mit sich herumschleppen, können Sie dies mithilfe des so genannten Body-Mass-Index (BMI) ganz genau berechnen.

Die BMI-Formel

Die Formel lautet:

$$\frac{\text{Körpergewicht (in kg)}}{[\text{Körperlänge (in m)}]^2} = \text{BMI}$$

Ein Beispiel: Wiegt eine junge Frau 58 Kilogramm und ist 1,68 m groß, so berechnet sich ihr BMI wie folgt:

$$\frac{58}{(1{,}68 \times 1{,}68)} = 20{,}55$$

Mit einem BMI von etwa 20,5 liegt diese Frau völlig im Bereich der Norm.

Die Waage ist blind

Zwar lässt sich mittels BMI das Gewicht kontrollieren, das Ergebnis gibt jedoch keine Auskunft darüber, ob Sie tatsächlich eine gute Figur haben. Denn über die Körperzusammensetzung sagt der Body-Mass-Index nichts aus. So kann eine muskulöse Frau einen höheren BMI haben und dennoch schlanker aussehen und eine bessere Figur haben als eine untrainierte. Der Grund: Muskeln sind schwerer als Fettgewebe. Um Ihre Figur richtig bewerten zu können, müssen Sie daher die Körperzusammensetzung bestimmen.

info:

BODY-MASS-INDEX (BMI)

ALTERSGRUPPE	BMI NORMALGEWICHT	BMI UNTERGEWICHT
19 bis 24 Jahre	19 bis 24	unter 19
25 bis 34 Jahre	20 bis 25	unter 20
35 bis 44 Jahre	21 bis 26	unter 21
45 bis 54 Jahre	22 bis 27	unter 22
55 bis 64 Jahre	23 bis 28	unter 23
> 64 Jahre	24 bis 29	unter 24

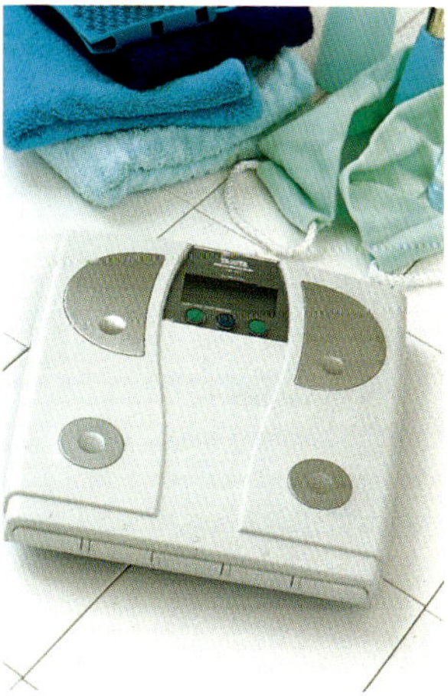

Die Körperfettwaage zeigt an, wie hoch der Fettanteil ist.

BIA – die neue Methode

Unser Organismus besteht aus Fettgewebe, reichlich Wasser und »Magermasse«, deren größten Teil die Muskulatur bildet. In welchem Verhältnis diese Komponenten zueinander stehen, lässt sich ganz einfach mit der bioelektrischen Impedanz-Analyse (BIA) ermitteln. Dazu wird über Elektroden ein ungefährlicher Strom in den Körper geleitet, um den Widerstand zu messen. Da Fettgewebe, Wasser und Magermasse eine unterschiedliche Leitfähigkeit haben, können BIA-Geräte über eine spezielle Software das Verhältnis der drei Komponenten errechnen.

- Mit einer preisgünstigen Fettwaage aus dem Kaufhaus oder Versandhandel lässt sich der Fettgehalt im Körper schnell selbst bestimmen.
- Noch genauer sind professionelle Geräte in Arztpraxen oder Fitness-Centern. Eine Messung ist nicht teuer.
- Am besten lassen Sie Ihren Fettanteil zu Beginn der Bikinidiät, nach 14 Tagen und am Ende der Diät checken.

Typisch Problemzone

Wohl jede Frau findet bei sich ein Fettpölsterchen an der falschen Stelle. Doch wer sich zu einer Diät entschließt, nimmt oft gerade an den Partien ab, an denen es gar nichts auszusetzen gibt. Schuld daran sind meist die weiblichen Hormone.

info:

KÖRPERFETTANTEIL

Normal	20 bis 30 %
Übergewicht	35 bis 45 %
Extremes Übergewicht	> 45 %

Die Doppelstrategie

Damit das überflüssige Fett verschwindet und das Gewebe straffer wird, ist neben einer Ernährungsumstellung Sport das A und O. Denn nur Muskeln verdrängen das Fettgewebe auf Dauer. Sie wirken darüber hinaus wie kleine Hochöfen, die ständig neue Energie benötigen, die sie wiederum aus den Fettzellen ziehen. Muskeln verbrennen sogar dann Fett, wenn wir uns nicht bewegen oder schlafen. Selbst die typisch weiblichen, besonders hartnäckigen Problemzonen an Bauch, Oberschenkeln und Po lassen sich mit dieser Doppelstrategie knacken. Fazit: Trainierte Frauen verbrauchen den ganzen Tag über mehr Energie, nehmen leichter ab und haben eine tolle Bikinifigur.

Woher kommt das Fett?

Übergewicht entsteht immer dann, wenn die Energiezufuhr langfristig erhöht oder der Energieverbrauch auf Dauer gesenkt wird – wenn wir also zu viel essen oder uns zu wenig bewegen.

Wir essen zu viel!

Sicher ist es in unserer hektischen Welt ein großer Vorteil, dass wir heute an jeder Ecke etwas zu essen bekommen – im Supermarkt, an der Imbissbude oder im Fast-Food-Restaurant. Doch dadurch führen die meisten Menschen ihrem Körper auch viel zu viel Energie in Form von Nahrungsmitteln zu, als dieser tatsächlich verbrauchen kann. Dazu kommt, dass wir uns immer weniger bewegen. Wir arbeiten nicht nur im Sitzen, sondern verbringen auch den Großteil unserer Freizeit sitzend: auf dem Sofa, im Kino oder im Auto.

Die Energiebilanz

Wenn sie genauso viele Kalorien aufnehmen, wie Sie verbrauchen, halten Sie Ihr Gewicht. Ist die Bilanz dagegen gestört – durch zu hohe Energiezufuhr oder zu wenig Bewegung –, nehmen Sie zu. In diesem Fall muss die Energiebilanz durch ein umgekehrtes Ess- und Bewegungsverhalten wieder ausgeglichen werden.
Einfach gesagt bedeutet das: Indem Sie Ihrem Körper weniger Kalorien zuführen, als er benötigt, und den Energieumsatz durch sportliche Aktivität fördern, erreichen Sie eine negative Energiebilanz. Die Folge: Sie nehmen ab.

Dazu brauchen Sie Energie

Die Energiebilanz des Körpers wird von vier Komponenten beeinflusst:

- Grundumsatz (50 bis 60 Prozent der benötigten Gesamtenergie),
- Energie, die für die Verdauung benötigt wird (10 Prozent),
- Bedarf für körperliche Aktivitäten und
- für extreme Lebenssituationen wie Schwangerschaft, Stillzeit und Stressphasen.

(Die beiden letzten Punkte machen zusammen die restlichen 30 bis 40 Prozent aus.)

Gute und schlechte Futterverwerter

Was der Volksmund schon lange weiß – dass es nämlich gute und schlechte Futterverwerter gibt –, ist nun auch wissenschaftlich belegt. Während die eine Frau essen kann, was sie will, ohne dick zu werden, muss die andere ein Sahnetörtchen nur anschauen, schon hat sie ein paar Gramm mehr auf den Hüften.

So nehmen Sie ab!

Wollen sich auch gute Futterverwerter nicht mit ihrer Veranlagung abfinden, müssen sie mit den richtigen Nahrungsmitteln der Natur ein Schnippchen schlagen. So genannte Fatburner helfen ihnen beim Abbau des Fettge-

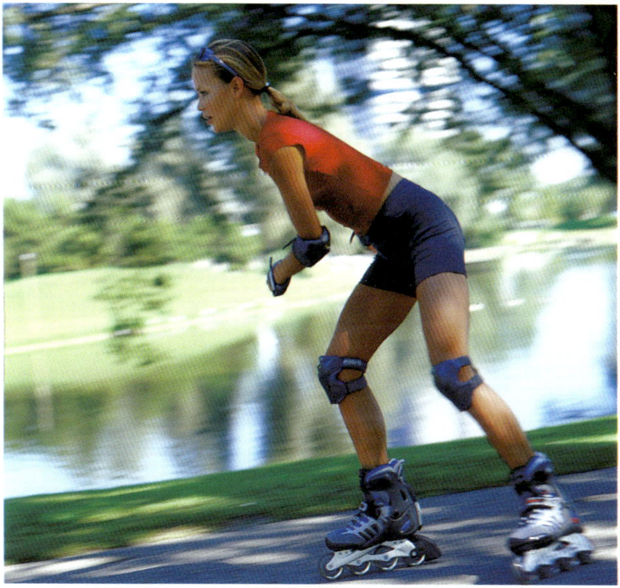

Optimale Energiebilanz? Nur mit ausreichend Bewegung!

webes und halten das Insulin in Schach – ein Hormon, das die Fettzellen im Körper füllt und beschützt. Gegen die »unbewachten« Fettzellen gehen Sie dann mit Bewegung an.

Fett- statt Muskelabbau

Damit der Gewichtsverlust dauerhaft ist, ist es wichtig, dass das Energiedefizit nicht durch den Abbau schnell verfügbaren Muskeleiweißes ausgeglichen, sondern aus den zu stark angefüllten Fettreserven des Körpers gedeckt wird. Nur so schmilzt das Fett.

Den Fettabbau kontrollieren

Um während einer Diät zu kontrollieren, ob Ihr Körper tatsächlich Fettgewebe abbaut, können Sie Ihren Urin mit speziellen Teststreifen aus der Apotheke auf so genannte Ketonkörper untersuchen – Stoffwechselsubstanzen, die beim Fettabbau ausgeschieden werden. Fällt der Test negativ aus, müssen Sie sich mehr bewegen und mehr Eiweiß zu sich nehmen.

Um den Anteil der Ketonkörper zu bestimmen, messen Sie den Ketongehalt einmal gleich morgens nach dem Aufstehen und einmal am Nachmittag. So sehen Sie auf einen Blick, ob Sie aufgrund höherer Muskelmasse im Schlaf Fettgewebe abbauen und sich tagsüber ausreichend bewegen.

tipp:

Bewegung im Alltag

Mit dem Rad zur Arbeit fahren, Rolltreppen und Aufzüge links liegen lassen, beim Bus eine Station früher aussteigen: Schon kleine Anstrengungen im Alltag kurbeln den Stoffwechsel an und erhöhen den Energieverbrauch. Tipp fürs Büro: Machen Sie zwischendurch immer wieder ein paar der Powerübungen für straffe Beine und einen tollen Busen (siehe Seite 38ff.).

Essen klar – aber richtig!

Um unseren Körper mit der benötigten Energie zu versorgen, müssen wir ihm täglich Kohlenhydrate, Eiweiß und Fett zuführen. Diese Energie wird in Kilojoule (kJ) oder Kilokalorien (kcal) gemessen (eine kcal entspricht 4,18 kJ) und muss zum Teil wieder abgearbeitet werden, damit wir nicht zunehmen. Aber nicht nur wie viel, auch was wir essen ist wichtig.

Optimale Sättigung

➤ Die Sättigung ist dann am höchsten, wenn eine Mahlzeit sowohl Kohlenhydrate, Ballaststoffe, Eiweiß und etwas Fett enthält.

➤ Bei dieser Mischung steigt auch der Blutzucker nur langsam. Dadurch wird weniger Insulin aus der Bauchspeicheldrüse gelockt. Und das hilft wiederum bei der Fettverbrennung!

Kalorienbombe Fett

Während Kohlenhydrate und Eiweiß mit 4,1 kcal pro Gramm eher kalorienarm sind, gilt Fett mit 9,3 kcal pro Gramm dagegen als wahre Kalorienbombe.

Macht Fett fett?

Einfach komplett auf Fett zu verzichten, wäre jedoch der falsche Weg. Denn auch wenn Fett die größte Kaloriendichte hat, ist es doch ein lebensnotwendiger Stoff. Dabei spielen vor allem die ein- und mehrfach ungesättigten Fettsäuren eine wichtige Rolle, die reichlich in pflanzlichen Fetten vorkommen (zum Beispiel in Olivenöl).
Statt völligem Verzicht empfiehlt sich also lieber Zurückhaltung beim Fettkonsum. Doch es sind nicht nur die Butter auf dem Brot, das Schmalz zum Anbraten, der Fettrand am Schinken oder die Sahne auf dem Kuchen. Gefährlich sind vor allem versteckte Fette in Wurst, Käse und Milchprodukten.

info:

FETT SPAREN

- Fettarme Fleischsorten auswählen (z. B. Geflügelprodukte, magerer roher oder gekochter Schinken, Corned Beef, Aspikwurst)
- Fettreduzierte Käsesorten bevorzugen (z. B. Lite Dammer, Schlanke Anke, Harzer, fettreduzierter Frischkäse)
- Fettarme Milchprodukte verwenden (z. B. teilentrahmte Milch, Buttermilch, fettarmer Joghurt, Magerquark)
- Fettarme, gleichzeitig nährstoffschonende Garmethoden bevorzugen (Dünsten, Garen in Alufolie, in der Mikrowelle oder im Tontopf, Grillen, Braten in der Teflonpfanne)
- Sichtbares Fett immer wegschneiden
- Püriertes Gemüse oder eine zerdrückte Kartoffel binden Saucen ohne zusätzliche Fettkalorien. Völlig kalorienfrei können Sie Saucen und Co mit Johannisbrotkernmehl aus dem Bioladen oder Reformhaus andicken.

Kalorienkiller Eiweiß

Eiweiß verbrennt im Stoffwechsel zwar besonders viele Kalorien, es führt dem Organismus aber auch neue zu. Trotzdem gilt Eiweiß als Fatburner, da der Körper Energie aus den Fettdepots benötigt, um es in körpereigenes Eiweiß umzuwandeln.

➤ Um den Eiweißbedarf zu decken, sollten Sie täglich mindestens 1 Gramm Eiweiß pro Kilogramm Körpergewicht essen.

➤ Verzichten Sie gerade während einer Diät nicht auf Eiweiß, um dem Abbau von Muskelmasse vorzubeugen.

Sattmacher Kohlenhydrate

Kartoffeln, Nudeln und Reis machen dick? Vergessen Sie's! Denn nicht Pasta und Co sorgen für überflüssige Pfunde, sondern die dazu gereichten Saucen, die oft sehr viel Fett enthalten. Erhöhen Sie also lieber den Kohlenhydratanteil Ihrer Nahrung: Brot, Reis, Nudeln (alles am besten Vollkorn), Kartoffeln und Getreide sollten nicht Beilage, sondern der Hauptbestandteil jeder Ihrer Mahlzeiten sein:

➤ Schneiden Sie die Brotscheiben dicker.

➤ Sparen Sie dagegen beim kalorienreichen Belag.

➤ Starten Sie den Tag mit einem ballaststoffreichen Müsli, Obst, Vollkorn- und fettarmen Milchprodukten.

➤ Ersetzen Sie Zucker durch kalorienfreien Süßstoff.

Schlankmacher Ballaststoffe

Ballaststoffe gehören zur Gruppe der Kohlenhydrate und liefern trotz hohem Sättigungswert keine Kalorien. Sie senken den Cholesterinspiegel, regulieren den Blutzuckerspiegel und verhindern eine überschießende Insulinausschüttung. Dadurch fördern sie den Fettabbau und hemmen die Fettaufnahme aus dem Darm. Ballaststoffe sind also regelrechte Fettkiller. Da sie gleichzeitig eine große Verdauungsarbeit verlangen, werden sie auch zu den Fatburnern gezählt (siehe auch Seite 14f.). Ein Tipp: Wenn Sie während der Bikinidiät, einmal Hunger haben, greifen Sie zu einem zellulose- oder alginathaltigen Ballaststoffprodukt aus der Apotheke.

Trinken Sie viel!

Um Ihren Durst zu stillen, trinken Sie am besten Mineralwasser, Kräuter- und Früchtetee. Auch süßstoffgesüßte Getränke sowie Kaffee und Schwarztee in Maßen sind erlaubt. Trinken Sie reichlich! Mindestens zwei, eher drei Liter braucht der Körper täglich.

Fatburner Kaffee

Da Kaffee die Thermogenese (Energieverbrauch durch Wärmeerzeugung) erhöht und so zusätzlich Kalorien verbrennt, können Sie dreimal täglich ein bis zwei Tassen starken Kaffee trinken (zum Beispiel Espresso). Mehr als 750 Milliliter sollten es aus gesundheitlichen Gründen jedoch nicht sein.

Die Top-Schlankmacher

Die 40 kalorienärmsten Lebensmittel

Von diesen Nahrungsmitteln können Sie so viel essen, wie Sie wollen, ohne zuzunehmen. Wenn Sie sehr hungrig sind, können Sie Ihre Mahlzeiten damit »strecken« oder sie als Vorspeise zubereiten (kcal-Angaben pro 100 g).

➤ Bambussprossen	10,5 kcal
➤ Endiviensalat	11,0 kcal
➤ Pfifferlinge	11,5 kcal
➤ Kopfsalat	11,7 kcal
➤ Artischockenböden (Konserve)	12,0 kcal
➤ Gewürzgurken	12,0 kcal
➤ Gurke	12,2 kcal
➤ Gemüsesaft	12,4 kcal
➤ Papaya	12,9 kcal
➤ Eisbergsalat	13,1 kcal
➤ Rhabarber	13,1 kcal
➤ Kürbis	13,4 kcal
➤ Radicchio	13,6 kcal
➤ Rettich	13,6 kcal
➤ Chinakohl	13,6 kcal
➤ Feldsalat	14,3 kcal
➤ Tomatensaft	14,6 kcal
➤ Radieschen	14,6 kcal
➤ Pilze	15,1 kcal
➤ Gemüsebrühe	15,2 kcal
➤ Champignons	15,3 kcal
➤ Sauerkraut	15,5 kcal
➤ Selleriesalat (Konserve)	15,8 kcal
➤ Romanasalat	16,0 kcal
➤ Spargel	16,0 kcal
➤ Schwarzwurzeln	16,7 kcal
➤ Staudensellerie	16,7 kcal
➤ Chicorée	17,2 kcal
➤ Möhren	17,2 kcal
➤ Pastinaken	17,2 kcal
➤ Auberginen	17,4 kcal
➤ Rotkohl	17,9 kcal
➤ Blumenkohl	18,4 kcal
➤ Blattspinat	19,1 kcal
➤ Zucchini	19,1 kcal
➤ Knollensellerie	19,4 kcal
➤ Bohnensalat (Konserve)	19,6 kcal
➤ Tomaten	19,6 kcal
➤ Steinpilze	19,8 kcal
➤ Weißkohl	19,8 kcal

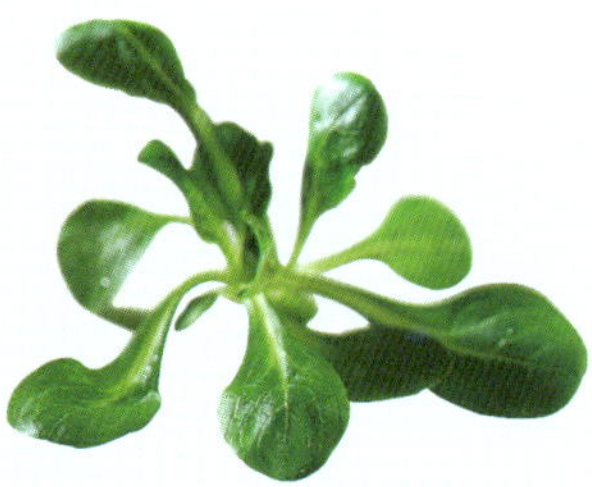

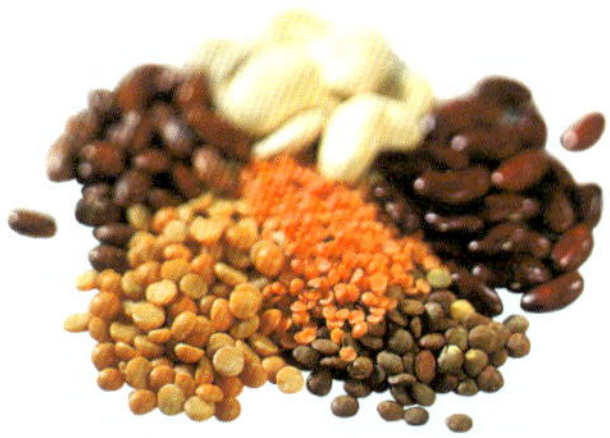

Die 50 besten Ballaststoffbomben

Diese Lebensmittel machen satt und zufrieden, senken den Cholesterinspiegel, regulieren den Blutzuckerspiegel, vermindern die Insulinausschüttung und fördern so den Fettabbau. Ballaststoffe (siehe auch Seite 11) hemmen zudem die Fettaufnahme aus dem Darm (Ballaststoffanteil pro 100 g).

➤ Pfifferlinge (getrocknet)	58,3 g
➤ Steinpilze (getrocknet)	51,8 g
➤ Weizenkleie	45,4 g
➤ Leinsamen	35,0 g
➤ Kakaopulver	32,7 g
➤ Sojamehl	27,5 g
➤ Hefe	21,0 g
➤ Mohn	20,5 g

auf einen Blick

- Kokosraspel 20 g
- Weizenkeime 17,6 g
- Sojabohnen (geröstet) 17,0 g
- Hülsenfrüchte 16,6 g
- Roggen (Vollkorn und Vollkornmehl) 14,0 g
- Hirse 13,0 g
- Vollkornzwieback 12,5 g
- Topinambur 12,5 g
- Dicke Bohnen (getrocknet) 12,0 g
- Kichererbsen (getrocknet) 11,9 g
- Zartbitterschokolade (mind. 60 % Kakao) 11,8 g
- Vegetarische Bratlinge (Trockenprodukt) 11,5 g
- Vollkornteigwaren (ohne Ei) 11,5 g
- Erdnüsse (geröstet) 11,4 g
- Aprikosen (getrocknet) 11,2 g
- Sesam 11,2 g
- Äpfel (getrocknet) 10,7 g
- Weizen (Vollkorn) 10,3 g
- Vollkorn-Eierteigwaren 10,1 g
- Puffmais 10,0 g
- Weizenvollkornmehl 10,0 g
- Gerste (Vollkorn) 9,8 g
- Trockenpflaumen 9,4 g
- Mais 9,2 g
- Feigen (getrocknet) 9,2 g
- Erbsen (frisch) 9,0 g
- Sojabohnen (getrocknet) 8,9 g
- Datteln (getrocknet) 8,8 g
- Grünkern (Vollkorn) 8,8 g
- Kürbiskerne 8,8 g
- Pumpernickel 8,7 g
- Vollkornbrot 8,7 g
- Roggenmehl 8,6 g
- Vollkornbrot mit Ölsamen 8,6 g
- Früchtemüsli 8,5 g
- Esskastanien 8,4 g
- Müslimischung 8,1 g
- Waldpilze 7,6 g
- Weiße Bohnen (gegart) 7,5 g
- Rote Johannisbeeren 7,4 g
- Weizengrieß 7,1 g
- Schwarze Johannisbeeren 6,8 g

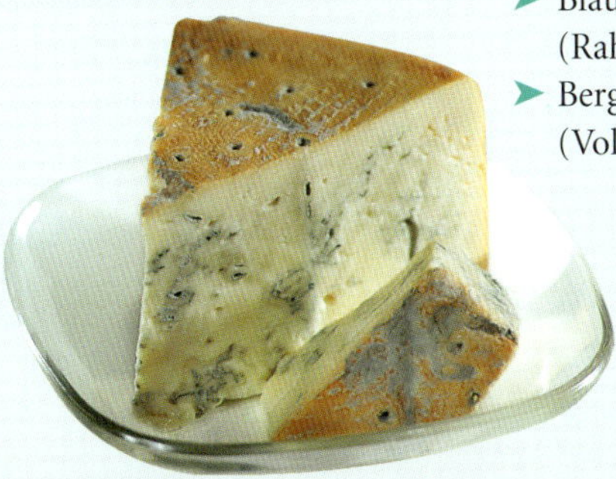

Die 12 besten Zinkbomben

Zink verbessert die Insulinwirkung und ist wichtig für den Aufbau von Eiweiß. Die folgenden Lebensmittel sind wahre Fatburner und heizen dem Stoffwechsel so richtig ein (Zinkanteil in mg pro 100 g):

- Austern 85,0 mg
- Weizenkeime 12,0 mg
- Mohn 10,0 mg
- Hefe 8,0 mg
- Sesam 7,8 mg
- Kürbiskerne 7,0 mg
- Schweineleber 6,2 mg
- Kakaopulver 5,7 mg
- Rindfleisch (mager) 5,1 mg
- Sonnenblumenkerne 5,1 mg
- Blauschimmelkäse (Rahmstufe) 5,1 mg
- Bergkäse (Vollfettstufe) 5,1 mg

Kalorienkiller und Fatburner

Zwar gibt es tatsächlich Substanzen, die Fett abbauen. Sie können jedoch eine Diät mit bewusster Ernährung und einem gezielten Bewegungsprogramm nur ergänzen.

Die Schlankmacher

Bauen Sie folgende Schlankmacher möglichst oft in Ihren Speiseplan ein.

Zink

Zink ist ein echter Fatburner und wichtig für eine optimale Blutzucker- und Insulinregulation. Es sorgt dafür, dass Fettgewebe leicht abgebaut werden kann und beugt Blutzuckerschwankungen sowie insulinbedingtem Hunger vor. Ein weiteres Plus: Zink sorgt für strafferes Gewebe. Die besten Zinklieferanten finden Sie auf Seite 13.

- Nehmen Sie täglich 12 bis 15 Milligramm Zink zu sich.
- Beugen Sie einem Mangel (gerade während einer Diät) mit einem Zinkpräparat aus der Apotheke vor.
- Bevorzugen Sie organische Zinkverbindungen wie Zinkhistidin oder Zinkglukonat.

Carnitin

Carnitin transportiert Fett an den Ort der Verbrennung. Ein gesunder Mensch produziert selbst ausreichende Mengen. Dazu benötigt der Körper u. a. Vitamin C, Eisen, Vitamin B_{12} und Niacin.

- Der Fatburner ist auch in Fleisch enthalten, das Sie jedoch nicht öfter als dreimal pro Woche essen sollten. Achten Sie auf magere Sorten.
- Carnitin kann die Fettverbrennung nur anheizen, wenn Sie sich bewegen.
- Carnitinpräparate, die bei der Fettverbrennung helfen, erhalten Sie in der Apotheke.

Omega-3-Fettsäuren

Eicosapentaensäure zählt zu den Omega-3-Fettsäuren. Sie senkt das Cholesterin und die so genannten Neutralfette (Triglyzeride) im Blut.

- Die Säure ist in fettem Seefisch enthalten (Lachs, Makrele, Hering). Essen Sie einmal pro Woche Fisch. Alternativ gibt es Eicosan-Kapseln in der Apotheke.

Chrom

Obwohl keine detaillierten Wirkungsweisen bekannt sind, spricht vieles für den positiven Einfluss von Chrom auf den Kohlenhydrat- und Fettstoffwechsel. Es verbessert den Blutzucker und fördert die Insulinwirkung. So ist weniger Insulin notwendig, das Hunger auslöst und die Fettverbrennung hemmt. In den USA wird das Spurenelement bereits als Fatburner verkauft.

- Gerade während einer Diät verliert der Körper viel Chrom. Da aber die meisten Lebensmittel bis auf Miesmuscheln, Kakao, Paranüsse und Tee chromarm sind, sollten Sie ein Ergänzungspräparat kaufen (Apotheke). Ideal ist die Kombination mit Zink.

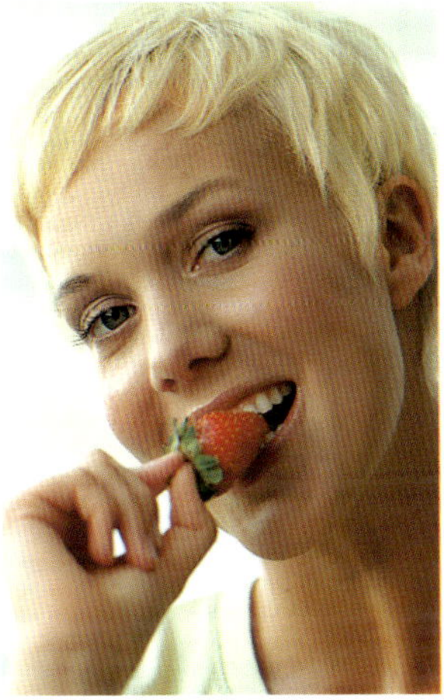

Frisches Obst ist ideal, wenn der Heißhunger auf Süßes kommt.

MCT-Fette

Kennen Sie MCT? Die industriell aus Kokosöl gewonnenen Fette liefern dem Körper zehn Prozent weniger Energie als normales Fett. Weiteres Plus: Da beim Verzehr der Energiebedarf steigt, sind MCT-Fette auch zur Vorbeugung von Übergewicht geeignet. Nicht zuletzt auch deshalb, da sie den Appetit hemmen. Da wir mit der üblichen Nahrung kaum MCT-Fette aufnehmen, sind spezielle Produkte nötig, die Sie im Reformhaus kaufen können.

GLYX – die neue Formel

Schon mal von GLYX gehört? Diese Abkürzung für den »glykämischen Index« gibt Auskunft darüber, wie viel Insulin ein Lebensmittel auslöst, wie stark es sich also auf den Blutzuckerwert auswirkt.

➤ Lebensmittel mit hohem GLYX machen dick, da sie durch hohe Insulinausschüttung die Fettverbrennung stoppen. Sie sind vor alle zusammen mit Fett gefährlich.

➤ Ein niedriger GLYX bedeutet, dass der Insulinspiegel nur wenig steigt und die Fettverbrennung auf Hochtouren kommt. Lebensmittel mit niedrigem GLYX machen außerdem lange satt.

Süßstoff

Süßstoff liefert im Gegensatz zu Zucker, Honig und anderen Zuckeraustauschstoffen keine Energie und ist daher ein idealer Kalorienkiller. Entgegen der landläufigen Meinung fördert Süßstoff weder den Appetit noch die Gewichtszunahme.

info:

HOHER GLYX

Getränke: Bier, Softdrinks, Fruchtsaftgetränke

Süßes: Zucker, Traubenzucker, Schokolade, Kekse, Torten

Brot & Getreideprodukte: Weißmehlprodukte, gezuckertes Müsli, weißer Reis

Obst & Gemüse: Karotten, Kürbis, Mais, Kartoffeln (frittiert, gebraten, als Brei und als Knödel), Trauben, Bananen, getrocknete Früchte

NIEDRIGER GLYX

Getränke: Wasser, Fruchtsaft (ohne Zuckerzusatz), Gemüsesaft, Tee, Kaffee

Süßes: Bitterschokolade (mindestens 60 Prozent Kakao), Konfitüre (ohne Zuckerzusatz)

Brot & Getreideprodukte: Vollkornprodukte, Naturreis, ungezuckertes Müsli

Obst & Gemüse: Alle Sorten, bis auf oben genannte

Sonstiges: Milchprodukte, Fisch, Geflügel und anderes mageres Fleisch, Nüsse

Das Bikini-Diätprogramm

In drei Wochen zum Wunschgewicht

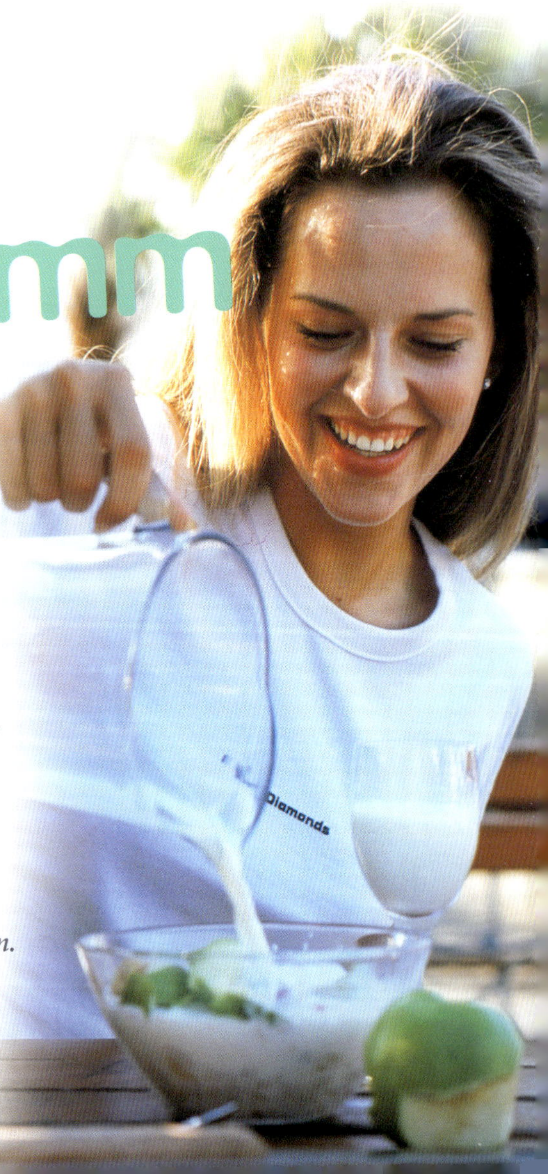

Jetzt geht es ran an die Fettzellen! Mit diesem Drei-Wochen-Programm können Sie abnehmen, ohne zu hungern. Wie das funktioniert? Ganz einfach: mit den besten Fatburnern – in Drinks, Salaten, Sandwiches, Pasta und vielem mehr. Der Clou: Ein starker Kaffee nach dem Essen verbrennt zusätzliche Kalorien.

Bewusst essen, schneller abnehmen

Wer abnehmen will, muss nicht auf Genuss verzichten. Wenn Sie zu den richtigen Nahrungsmitteln greifen, schmelzen die Kilos auch ohne dass Sie hungern.
Mit den folgenden Rezepten nehmen Sie pro Tag 1450 bis 1650 Kalorien zu sich. Damit erfüllt die Bikinidiät alle ernährungsmedizinischen, diätetischen und ernährungswissenschaftlichen Anforderungen an eine wirksame Diät.

Nimm drei!

Damit der Insulinspiegel nicht ständig wieder ansteigt, essen Sie während der Bikinidiät täglich nur drei Mahlzeiten und verzichten auf Snacks zwischendurch. Auf diese Weise wird dem Körper der Fettabbau erleichtert.
Essen Sie alle fünf bis sechs Stunden, und trinken Sie den ganzen Tag über viel kalzium- oder magnesiumreiches Mineralwasser – mindestens zwei, besser drei Liter.

Essenszeit!

Und das sind die besten Zeiten zum Essen:

- Frühstück zwischen 7 und 8 Uhr
- Mittagessen zwischen 13 und 14 Uhr
- Abendessen zwischen 18 und 19 Uhr

Wählen Sie!

Auf den nächsten Seiten finden Sie jeweils sieben Rezeptvorschläge für satt machende Frühstücke, Mittag- und Abendessen. Wenn Sie diese immer wieder neu miteinander kombinieren, können Sie locker drei bis sechs Wochen diäten, ohne dass im Menüplan Langeweile aufkommt.

Fatburner-Drinks

Trinken Sie dreimal täglich einen dieser Vitamin-C-reichen Fatburner-Drinks – am besten als Fettkiller-Aperitiv vor den Mahlzeiten:

- 200 ml Apfelsaft mit 1 TL Sanddorn-Konzentrat, nach Geschmack mit Zimt oder Vanillemark abgeschmeckt.
- 200 ml Grapefruitsaft mit 1 TL Sanddorn-Konzentrat und etwas Vanillemark oder Zimt verfeinert.
- 200 ml Orangensaft mit 1 TL Sanddorn-Konzentrat und einer kräftigen Prise Zimt verrührt.
- 200 ml Tomatensaft mit Chilipulver oder Tabasco scharf gewürzt.

info:

TOLLE GEWÜRZE

- Sanddornsaft enthält reichlich Vitamin C, das zu Recht als Fatburner und Gewebestraffer gilt.
- Vanille hemmt den Heißhunger auf Schokolade.
- Zimt enthält Aromastoffe, die den Blutzucker positiv beeinflussen.
- Tabasco und Chilipulver erhöhen den Energieumsatz des Körpers.

Das Frühstück – Start in den Tag

Hektik und Stress am frühen Morgen – da bleibt oft keine Zeit für ein gutes Frühstück. Dabei ist gerade diese Mahlzeit so wichtig, denn der Körper braucht jetzt viel Energie, um in Schwung zu kommen. Damit der Blutzuckerspiegel nicht in die Höhe schnellt und Sie bis mittags satt bleiben, gibt es statt Brötchen und Croissants Vollkornbrot, Müsli oder Milchprodukte mit niedrigem GLYX. Kalorien pro Frühstück: 550 bis 600.

- Wählen Sie einen Fatburner-Drink von Seite 17.
- Verwenden Sie Konfitüre mit Süßstoff. Sie enthält rund 40 Prozent weniger Kalorien.
- Trinken Sie *nach* dem Frühstück zwei Tassen starken Kaffee.

info:

Kennen Sie das? Obwohl am Anfang die Kilos leicht purzeln, steht die Waage nach etwa einer Woche erst mal still. Nichts scheint mehr zu gehen. Geben Sie jetzt nur nicht auf! Denn Ihr Körper beginnt gerade damit, überwiegend Fett zu verbrennen. Und das dauert nun mal etwas länger. Nach ein paar Tagen geht das Gewicht wieder weiter runter.

Früchtemüsli

Zutaten

1 Apfel mit Schale (125 g)
2–3 getrocknete Pflaumen
60 g Ballaststoff-Müsli
1 Vanilleschote
200 g Magerjoghurt

1. Apfel waschen, vierteln und das Kerngehäuse entfernen. Das Fruchtfleisch sowie die getrockneten Pflaumen klein schneiden. Ins Müsli mischen.

2. Die Vanilleschote aufschlitzen und das Mark in den Joghurt kratzen. Über das Müsli geben.

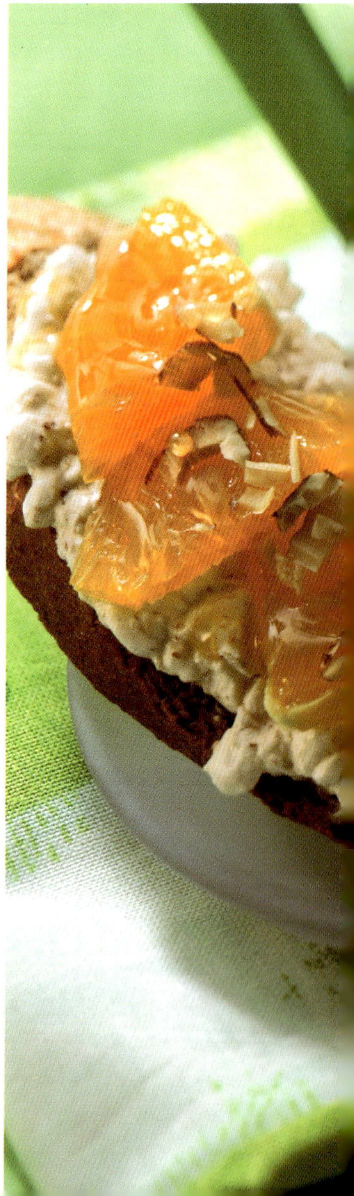

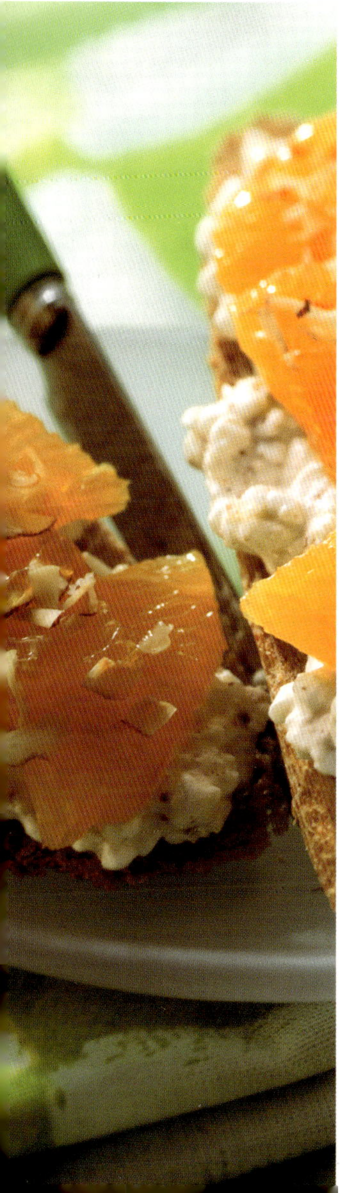

Vollkornbrot mit Frischkäse

Variante: Statt Joghurt Kefir oder je nach Jahreszeit andere ballaststoffreiche Früchte verwenden, etwa Orangen.

Vollkornbrot mit Frischkäse

Zutaten

2 dicke Scheiben grobes Vollkornbrot (150 g)
2 TL mct-Diätmargarine
30 g körniger Frischkäse
1 Orange (125 g)
1 TL geriebene Haselnüsse

1. Brote mit Margarine und Frischkäse bestreichen.

2. Die Orange schälen, dabei auch die weiße Innenhaut entfernen. Mit einem Messer die Hälfte der Filets aus den Trennhäutchen lösen. In Würfel schneiden und auf den Broten verteilen. Mit Haselnüssen bestreuen. Die restlichen Orangenschnitze zu den Broten essen.

Variante: Ersetzen Sie die Orange durch eine Birne, einen Apfel oder 125 g Beeren.

Vollkornbrot mit Himbeerquark

Zutaten

2 dicke Scheiben grobes Vollkornbrot (150 g)
1 TL mct-Diätmargarine
50 g Magerquark
Zitronensaft
flüssiger Süßstoff
50 g Himbeeren
2 Kiwis

1. Die Brote mit Margarine bestreichen.

2. Quark mit Zitronensaft und Süßstoff abschmecken und auf die Brote geben. Die Himbeeren darauf verteilen.

3. Kiwis schälen, in Scheiben schneiden und mit den Quarkbroten anrichten.

Variante: TK-Himbeeren mit dem Stabmixer pürieren und nach Geschmack mit etwas Süßstoff und Zitronensaft abschmecken. Auf dem ungesüßten Quark verteilen. Anstelle der Kiwis sind auch eine Orange, eine Grapefruit oder zwei Mandarinen erlaubt.

Vollkornbrot mit Fisch und Konfitüre

Zutaten

2 dicke Scheiben grobes Vollkornbrot (150 g)
2 TL mct-Diätmargarine
30 g geräucherte Forelle
frischer Dill
20 g Konfitüre
1 Kiwi

1. Beide Brote mit Margarine bestreichen. Eine Scheibe mit Räucherforelle belegen. Den Dill abbrausen, trockentupfen, fein hacken und darüber streuen.

2. Auf das zweite Brot die Konfitüre streichen.

3. Die Kiwi schälen und in dünne Scheiben schneiden. Mit den beiden Broten anrichten.

Variante: Wenn Sie keinen geräucherten Fisch mögen, ersetzen Sie das Forellenfilet gegen eine Scheibe Corned Beef, Hähnchenbrust (30 g) oder 30 g mageren Käse (zum Beispiel Tilsiter).

Beerenjoghurt

Zutaten

150 g Erdbeeren oder Himbeeren
200 g Magerjoghurt
1 Vanilleschote
100 g Haferflocken
2 TL Sanddorn-Konzentrat

1. Beeren putzen, waschen, gründlich abtropfen lassen und zerkleinern. Erdbeeren je nach Größe halbieren oder vierteln.

2. Joghurt mit dem herausgekratzten Mark der Vanilleschote, den Haferflocken und dem Sanddorn-Konzentrat verrühren und die Beeren untermischen.

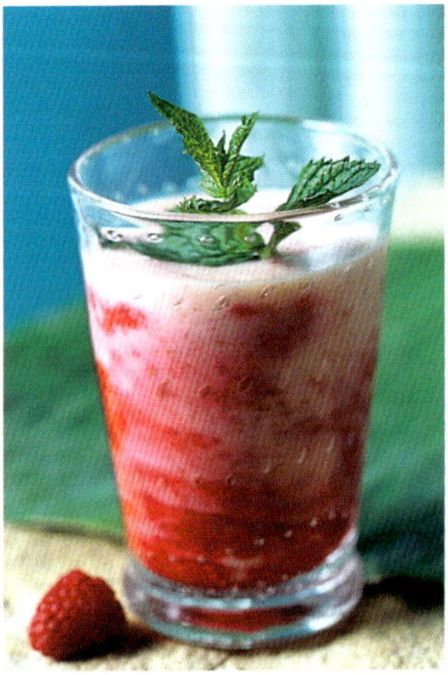

Beerenjoghurt

tipp:

VIEL TRINKEN!

Trinken Sie schon beim Frühstück ein großes Glas Mineralwasser mit ein paar Scheiben Zitrone, Limette oder Orange. Die sorgen für Geschmack und steigern den Fatburner-Effekt!

Variante: Der Beerenjoghurt schmeckt auch mit Weizen- oder Dinkelflocken, die beide besonders reich an gesunden Vitalstoffen sind.

Beerenkefir

Zutaten

1 Vanilleschote
200 g Kefir (entrahmt)
50 g Himbeeren
50 g Erdbeeren
50 g Haferflocken
2 TL Leinsamen
1 EL Kokosraspel

1. Die Vanilleschote mit einem spitzen Messer der Länge nach aufschlitzen und das Mark in den Kefir kratzen.

2. Beeren unter kaltem Wasser kurz abbrausen, abtropfen lassen und in den Kefir rühren. Im Mixer pürieren.

3. Haferflocken, Leinsamen und Kokosraspel in den Drink mischen.

Variante: Johannisbeeren in den Kefir mischen – sie enthalten reichlich sättigendes Pektin. Wenn Sie keinen Kefir mögen, können Sie den Frühstücksdrink auch mit Buttermilch oder magerem Trinkjoghurt anmischen. Wichtig: Den extra Fatburner-Drink nicht vergessen!

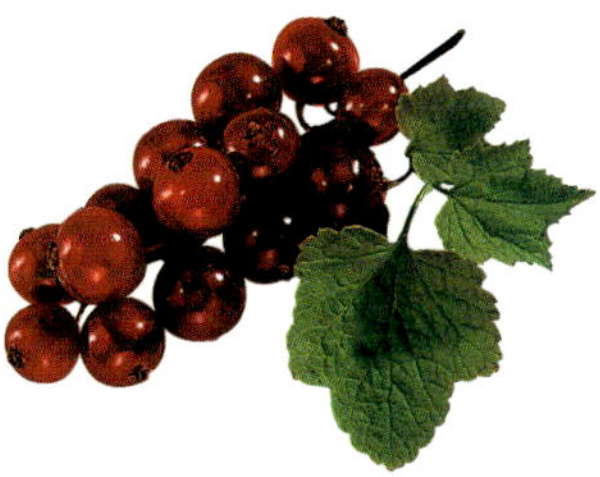

Apfelquark

Zutaten

1 Apfel mit Schale (125 g)
100 g Magerquark
Zitronensaft
flüssiger Süßstoff
1 Vanilleschote
50 g Haferflocken
1 EL Rosinen
1 TL geriebene Erdnüsse
1 TL Leinsamen

1. Den Apfel waschen, vierteln und das Kerngehäuse entfernen. Fruchtfleisch in kleine Stücke schneiden.

2. Den Quark mit etwas Zitronensaft und Süßstoff abschmecken. Die Vanilleschote aufschlitzen, das Mark herauskratzen und ebenfalls in den Quark geben.

3. Apfelstückchen, Haferflocken, Rosinen, Erdnüsse und Leinsamen auf einem Teller verteilen. Den Quark darüber geben.

Variante: Wenn Sie die verdauungsanregenden Leinsamen nicht mögen,ersetzen Sie sie durch zwei klein gehackte getrocknete Pflaumen.

info:

Bewusst essen!

Wussten Sie, dass es 20 Minuten dauert, bis Ihr Körper Ihnen signalisiert, dass er satt ist? Wer zu schnell isst, hat danach automatisch noch Hunger – egal wie groß die Portion war. Die Lösung:

- Langsam essen,
- gut kauen und
- immer wieder kurze Pausen machen und das Besteck aus der Hand legen, um zu prüfen, ob Sie wirklich noch Hunger haben.
- Konzentrieren Sie sich außerdem ganz aufs Essen. Nebenbei lesen, fernsehen oder arbeiten ist tabu!

Mittagessen – einmal am Tag etwas Warmes

Jetzt wird gekocht! Berufstätige können aber auch das Abendessen vorziehen und abends warm essen. Kalorien pro Mahlzeit: 500 bis 550.

➤ Trinken Sie vor dem oder zum Essen einen Fatburner-Drink (siehe Seite 17).

➤ Beenden Sie die Mahlzeit mit einer Tasse starken Kaffee.

Fisch-Paprika-Pfanne

Zutaten

220 g Kartoffeln
fluoridiertes Jodsalz
1 Zwiebel (50 g)
1–2 Knoblauchzehen
je 1 rote und gelbe Gemüsepaprika (200 g)
150 g Schollenfilet
Basilikum, Thymian, Lavendel, Schnittlauch
1 TL Rapsöl
1 EL Tomatenmark
frisch gemahlener Pfeffer

1. Kartoffeln als Pellkartoffeln in Salzwasser garen, abkühlen lassen und schälen.

2. Zwiebel und Knoblauch abziehen und fein hacken. Paprika waschen, putzen und in Würfel schneiden. Schollenfilet in Streifen schneiden. Kräuter abbrausen, trockenschwenken und hacken.

3. Öl in einer beschichteten Pfanne erhitzen, Zwiebel und Knoblauch darin glasig dünsten. Kartoffeln, Fisch und Paprikawürfel zugeben und scharf anbraten. Tomatenmark einrühren. Mit Kräutern, Salz und Pfeffer würzen.

Linsen mit Schinken

Zutaten

250 g Linsen
gekörnte Gemüsebrühe
2 Lauchzwiebeln
2 Möhren (150 g)
1 Kartoffel (50 g)
2 Scheiben roher geräucherter Schinken (20 g)
1 TL Diät-3-Pflanzenöl
50 g TK-Erbsen
2 EL Tomatenmark

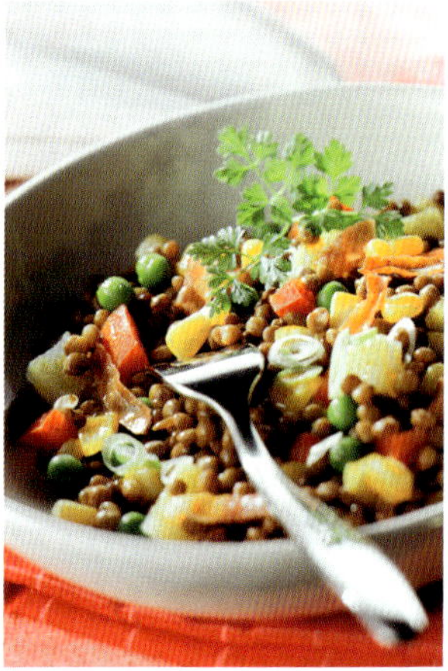

Linsen mit Schinken

fluoridiertes Jodsalz
frisch gemahlener Pfeffer
Kerbel, Koriander, Kümmel

Fürs Dessert:

100 g Magerquark
flüssiger Süßstoff
1 Vanilleschote
100 g Erdbeeren

1. Linsen kalt abbrausen und nach Packungsanweisung in Gemüsebrühe bissfest garen.

2. Zwiebeln putzen, waschen und in Ringe schneiden. Die Möhren und die Kartoffel schälen und klein würfeln. Schinken ebenfalls in Würfel schneiden.

3. Das Öl in einer beschichteten Pfanne erhitzen. Zwiebel glasig dünsten. Gefrorene Erbsen, Möhren und Kartoffelwürfel zugeben und bissfest garen. Tomatenmark und Schinkenwürfel in die Pfanne geben und ebenfalls kurz anbraten. Die Linsen zufügen. Mit Salz, Pfeffer und den Gewürzen abschmecken.

4. Für das Dessert Quark mit Süßstoff und Vanillemark abschmecken. Erdbeeren waschen, putzen, halbieren, pürieren und untermischen.

Kabeljau mit Ofenkartoffeln

Zutaten

200 g Kartoffeln
gekörnte Gemüsebrühe
250 g Lauch
1 mittelgroße Tomate (50 g)
1–2 EL geriebener Parmesan
Cayennepfeffer
1 TL Diät-3-Pflanzenöl
fluoridiertes Jodsalz
weißer Pfeffer
100 g Kabeljaufilet
Limettensaft

Fürs Dessert:

150 g Beeren (z. B. Erdbeeren, Johannisbeeren, Himbeeren)
Süßstoff
1 Vanilleschote
50 g Magerjoghurt

1. Kartoffeln mit Schale in Gemüsebrühe bissfest garen, abgießen, etwas abkühlen lassen und längs halbieren.

2. Lauch waschen, putzen und in Ringe schneiden. Die Tomate waschen und würfeln.

3. Ein Backblech mit Backpapier auslegen und die Kartoffelhälften darauf verteilen. Mit geriebenem Parmesan bestreuen und mit Cayennepfeffer würzen. Im vorgeheizten Backofen (180 °C) etwa 10 Minuten überbacken.

4. Währenddessen das Öl in einer beschichteten Pfanne erhitzen. Lauch und Tomaten darin anbraten und kräftig mit Salz und weißem Pfeffer würzen.

5. Den Fisch von beiden Seiten mit Limettensaft beträufeln und salzen. Auf das Gemüsebett in der Pfanne legen und 2 Minuten mitdünsten. Fisch wenden und nochmals 2 Minuten dünsten. Dabei falls nötig zwischendurch Gemüsebrühe angießen.

6. Für das Dessert die Beeren unter kaltem Wasser abbrausen, abtropfen lassen. Erdbeeren je nach Größe halbieren oder vierteln. Mit flüssigem Süßstoff beträufeln. Die Vanilleschote aufschlitzen, das Mark in den Joghurt kratzen und diesen über die Beeren geben.

tipp:

SCHLANKE SANDWICHES

So sparen Sie bei belegten Broten Kalorien ganz nebenbei: Geben Sie statt Butter oder Margarine ein Salatblatt, ein paar Scheiben Gurke oder Tomate unter die Wurst oder den Käse. Wer's herzhaft mag, greift zu Senf, Tomatenmark, Meerrettich, Magerquark oder kalorienreduziertem Frischkäse.

Rinderfilet mit Steinpilzen

Zutaten

220 g Kartoffeln
fluoridiertes Jodsalz
100 g Steinpilze
1 TL Diät-3-Pflanzenöl
100 g Rinderfilet
frisch gemahlener Pfeffer
50 g Schmelzkäse (Halbfettstufe)
1 Kiwi

1. Kartoffeln mit der Schale in Salzwasser garen.

2. Die Steinpilze säubern und in Scheiben schneiden.

3. Öl in einer beschichteten Pfanne erhitzen. Das Fleisch scharf anbraten, salzen und pfeffern. Warm stellen.

4. Pilze in derselben Pfanne anbraten. Abschmecken.

5. Schmelzkäse mit etwas Wasser erwärmen und über die Pilze geben.

6. Kiwi schälen, in Scheiben schneiden und die Mahlzeit damit anrichten.

tipp:

Weniger Bratfett
Beim Braten von Fleisch und Gemüse wird oft unnötig viel Fett verwendet. Um Bratfett zu sparen, können Sie z. B. Zwiebeln, Knoblauch und Gemüse in etwas Wasser dünsten. Fleisch und Fisch garen fettfrei im Dampftopf oder mit einer Minimenge Öl in der beschichteten Pfanne, im Bratenschlauch oder Römertopf.

Seelachsfilet mit Spargel

Zutaten

220 g Kartoffeln
fluoridiertes Jodsalz
150 g Spargel
120 g Seelachsfilet
Zitronensaft
frisch gemahlener Pfeffer
1 TL Diät-3-Pflanzenöl

Fürs Dessert:

150 g Dickmilch (entrahmt)
2 TL Sanddorn-Konzentrat
1 Vanilleschote
100 g gemischte Beeren (z. B. Erdbeeren, Johannisbeeren)

1. Kartoffeln mit Schale in Salzwasser kochen.

2. Spargel schälen und in Salzwasser bissfest garen.

3. Fischfilets mit Zitronensaft beträufeln, salzen und pfeffern. Das Öl in einer beschichteten Pfanne erhitzen und den Fisch von beiden Seiten 2 Minuten anbraten.

4. Für das Dessert die Dickmilch mit Sanddorn-Konzentrat und dem Mark der Vanilleschote verrühren. Über die gewaschenen Beeren gießen.

Gratinierte Gemüsespaghetti

Zutaten

1 Zwiebel (50 g)
100 g Zucchini
75 g Champignons
Zitronensaft
2 Tomaten (100 g)
Basilikum, Thymian, Oregano
75 g Spaghetti
fluoridiertes Jodsalz
1 TL Diät-3-Pflanzenöl
bunter Pfeffer
2 TL Parmesan

1. Zwiebel abziehen und fein würfeln. Zucchini waschen und putzen. Champignons putzen. Beides in Scheiben schneiden. Mit Zitronensaft beträufeln. Die Tomaten waschen und würfeln. Kräuter abbrausen, trockenschwenken und fein hacken.

2. Die Spaghetti in Salzwasser »al dente« kochen.

3. Öl in einer beschichteten Pfanne erhitzen. Zwiebeln, Zucchini, Champignons und Tomaten anbraten. Mit Kräutern, Salz und Pfeffer würzen.

4. Nudeln abgießen und mit dem Gemüse mischen. Alles mit Parmesan bestreuen und im vorgeheizten Backofen (180 °C) etwa 10 Minuten überbacken.

Gefüllte Zucchini

Zutaten

200 g Kartoffeln
fluoridiertes Jodsalz
1 kleine Aubergine
150 g Zucchini
50 ml Gemüsebrühe
1 Fleischtomate (150 g)
2–3 Lauchzwiebeln
40 g Schafskäse
frisch gemahlener Pfeffer

1. Die Kartoffeln waschen und mit Schale in Salzwasser gar kochen. Würfeln.

2. Aubergine waschen, der Länge nach halbieren und etwa 20 Minuten im Ofen (150 °C) backen. Herausnehmen und das Fruchtfleisch aus der Schale schaben.

3. Die Zucchini waschen, putzen und der Länge nach halbieren. Die Kerne mit einem Teelöffel herauskratzen und die Hälften in Gemüsebrühe gerade bissfest garen.

4. Tomate waschen, häuten und klein würfeln. Zwiebeln waschen, putzen und in dünne Ringe schneiden. Schafskäse würfeln.

5. Auberginenmus, Kartoffel- und Tomatenwürfel, Zwiebeln und Schafskäse mischen. Salzen und pfeffern.

6. Das Gemüse in die Zucchinihälften füllen und im heißen Backofen (180 °C) etwa 15 Minuten überbacken.

Gefüllte Zucchini

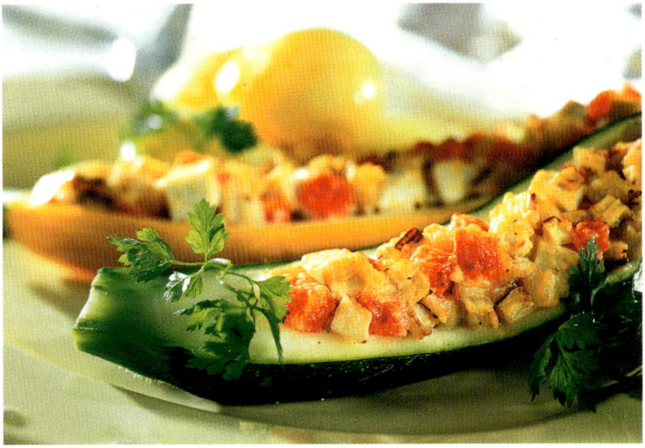

Abendessen – Kohlenhydrate und Gemüse

Abends gibt es noch einmal Vollkornbrot: entweder mit magerem Käse (Fatburner Kalzium) oder Wurst (mit niedrigem GLYX, Fatburner Zink). Auch ein Salat (viele Vitamine und Ballaststoffe) ist ideal. Kalorien pro Abendessen: 450 bis 500.

➤ Einen Fatburner-Drink (siehe Seite 17) als Aperitiv oder zum Essen trinken.

➤ Wer's verträgt und nicht zu nervös davon wird, beendet das Essen mit einer letzten Tasse starkem Kaffee.

Pumpernickeljoghurt

Zutaten

200 g Magerjoghurt
1 TL Sanddorn-Konzentrat
150 g Erdbeeren
2 Scheiben Pumpernickel (120 g)
1 Mango (125 g)

1. Den Magerjoghurt mit dem Sanddorn-Konzentrat verrühren. Die Erdbeeren waschen, putzen und je nach Größe vierteln oder achteln. Zum Joghurt geben. Den Pumpernickel zerbröseln und in den Joghurt streuen.

2. Die Mango mit dem Sparschäler schälen. Das Fruchtfleisch mit einem scharfen Messer rechts und links vom flachen Stein lösen und in Spalten schneiden. Mangoschnitze zum Pumpernickeljoghurt essen.

Tomatensalat mit Schafskäse

Zutaten

150 g Tomaten
1 Zwiebel (50 g)
2–3 Zweige Basilikum
1 TL mct-Diätspeiseöl
1 TL Balsamicoessig
fluoridiertes Jodsalz
frisch gemahlener Pfeffer
30 g Schafskäse
2 Scheiben grobes Vollkornbrot (100 g)
1 TL mct-Diätmargarine

1. Tomaten waschen und den Stielansatz herausschneiden. Das Fruchtfleisch in kleine mundgerechte Stücke (Achtel) schneiden. Die Zwiebel abziehen und fein würfeln. In einer Schüssel mit den Tomatenschnitzen mischen.

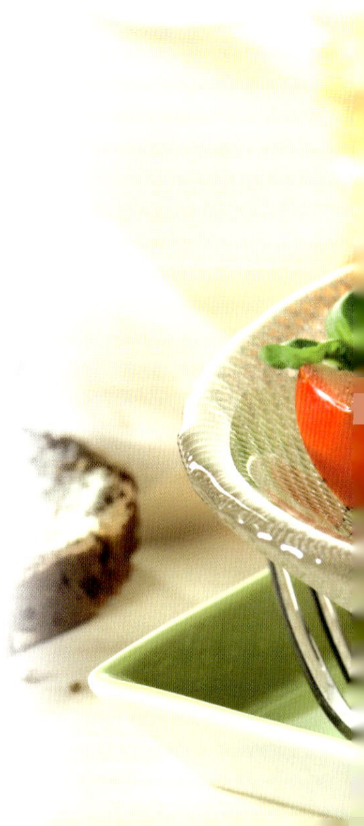

2. Für das Dressing das Basilikum kalt abbrausen und trockenschwenken. Die Blättchen von den Stielen zupfen und mit dem Öl und dem Balsamicoessig im Mixer pürieren. Mit Salz und Pfeffer feinwürzig abschmecken.

3. Das Dressing über den Salat träufeln und den Schafskäse darüber bröckeln. Die Brote im Toaster oder Backofen rösten und dünn mit Margarine bestreichen. Zum Salat essen.

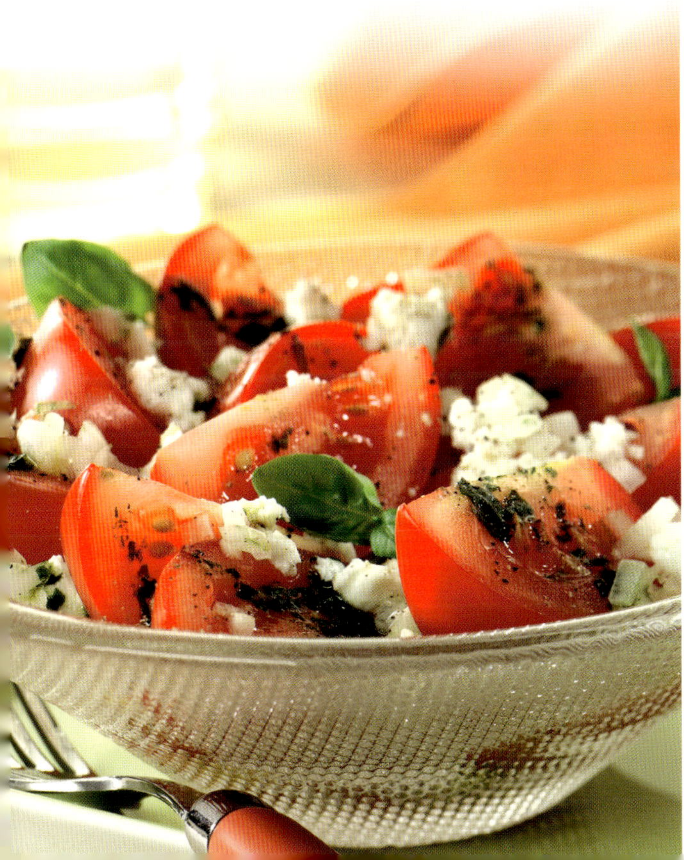

Mozzarellabrote

Zutaten

1 Tomate (50 g)
50 g Mozzarella
2 Scheiben grobes Vollkornbrot (100 g)
2 TL mct-Diätmargarine
fluoridiertes Jodsalz
frisch gemahlener Pfeffer
2 Zweige Basilikum
1 Birne mit Schale (120 g)

1. Tomate waschen. Den Stielansatz herausschneiden. Das Fruchtfleisch und den Mozzarella in dünne Scheiben schneiden.

2. Die Brotscheiben im Toaster oder Backofen leicht rösten und dünn mit Margarine bestreichen. Tomaten- und Mozzarellascheiben darauf verteilen. Mit Salz und Pfeffer würzen und mit Basilikumblättchen garnieren.

3. Birne waschen, vierteln und das Kerngehäuse entfernen. Fruchtfleisch in schmale Spalten schneiden. Zu den Mozzarellabroten essen.

Tomatensalat mit Schafskäse

Schinken- und Käsebrot

Zutaten

2 Scheiben grobes Vollkornbrot (100 g)
2 TL mct-Diätmargarine
1 Tomate (50 g)
1 Scheibe Tilsiter (30 g)
1 Scheibe gekochter Schinken (30 g)
fluoridiertes Jodsalz
frisch gemahlener Pfeffer
2 Kiwis

1. Die beiden Vollkornbrote dünn mit der Margarine bestreichen. Tomate waschen und das Fruchtfleisch in dünne Scheiben schneiden; dabei auch den Stielansatz entfernen.

2. Das eine Brot mit Käse, das andere mit Schinken belegen und die Tomatenscheiben darauf verteilen. Nach Geschmack mit etwas Salz und Pfeffer würzen.

3. Die Kiwis schälen, in dünne Scheiben schneiden und mit den Broten auf einem Teller anrichten.

Rucolasalat mit Sonnenblumenkernen

Zutaten

50 g Rucola
2 Tomaten (100 g)
1 Zwiebel (50 g)
1 Scheibe Lachsschinken (20 g)
2 TL mct-Diätspeiseöl
1–2 TL Balsamicoessig
fluoridiertes Jodsalz
frisch gemahlener Pfeffer
1–2 TL Sonnenblumenkerne
2 Scheiben grobes Vollkornbrot (100 g)

1. Rucola waschen, putzen und trockenschwenken. Lange Stiele abknipsen. Die Tomaten waschen und achteln. Zwiebel abziehen und fein würfeln. Schinken in schmale Streifen schneiden. Mit dem Salat in eine kleine Schüssel geben.

2. Aus Öl, Essig, Salz und Pfeffer ein Dressing rühren. Über den Salat träufeln.

3. Sonnenblumenkerne ohne Fett in einer beschichteten Pfanne rösten. Über den Salat streuen. Dazu das Brot essen.

tipp:

GUTE VERDAUUNG
Finger weg von Abführmitteln, auch wenn die Verdauung mal ein paar Tage streikt. Trinken Sie lieber morgens gleich nach dem Aufstehen ein Glas sanftes Mineralwasser mit einem Esslöffel Milchzucker in kleinen Schlucken. Wichtig: Das Wasser darf auf keinen Fall zu kalt sein. Auch gut: Zusätzlich einen Esslöffel Apfelessig ins zimmerwarme Mineralwasser mischen.

Fenchel-Apfel-Salat

Zutaten

100 g Fenchel
1 Apfel mit Schale (120 g)
Zitronensaft
Petersilie
1 TL Senf
40 ml Kondensmilch (4 % Fett)
fluoridiertes Jodsalz
frisch gemahlener Pfeffer
2 Scheiben grobes Vollkornbrot (100 g)
2 TL mct-Diätmargarine
1 Scheibe Geflügelmortadella (30 g)

1. Fenchel waschen, putzen und in feine Scheiben hobeln. Das Fenchelgrün fein hacken und beiseite stellen.

2. Den Apfel waschen und vierteln. Dabei das Kerngehäuse entfernen. Das Fruchtfleisch auf der Reibe grob raspeln und sofort mit etwas Zitronensaft beträufeln, damit es nicht braun wird. Mit dem Fenchel mischen.

3. Petersilie unter kaltem Wasser abbrausen, trockenschwenken und fein hacken.

4. Aus Senf, Kondensmilch und Zitronensaft ein cremiges Dressing anrühren. Mit Salz, Pfeffer und der gehackten Petersilie abschmecken.

5. Das Dressing über den Salat geben und alles gut durchmischen. Fünf Minuten ziehen lassen. Mit Fenchelgrün bestreuen.

6. Die beiden Brote dünn mit Margarine bestreichen und mit jeweils einer halben Scheibe Geflügelmortadella belegen.

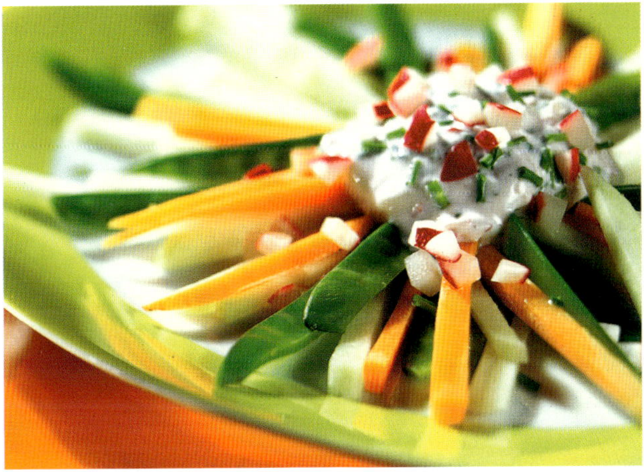

Rohkost mit Kräuterdip

Rohkost mit Kräuterdip

Zutaten

2 Scheiben grobes Vollkornbrot (100 g)
2 TL mct-Diätmargarine
50 g Möhre
50 g Gurke
50 g Kohlrabi
50 g Zuckerschoten
fluoridiertes Jodsalz
1/2 Bund Radieschen
frische Kräuter
200 g Magerquark
frisch gemahlener Pfeffer

1. Das Vollkornbrot dünn mit Margarine bestreichen.

2. Möhre, Gurke und Kohlrabi waschen, putzen und in Streifen schneiden. Zuckerschoten in kochendem Salzwasser 1 Minute blanchieren. Abschrecken. Radieschen putzen, waschen und würfeln. Kräuter abbrausen, trockenschwenken und fein hacken.

3. Quark mit etwas Mineralwasser glatt rühren. Fein gehackte Kräuter unterrühren, salzen und pfeffern.

4. Das Gemüse auf einem großen Teller anrichten und den Quark darauf verteilen. Radieschenwürfel aufstreuen.

Das Bikini-workout

Fatburnerprogramm für einen tollen Body

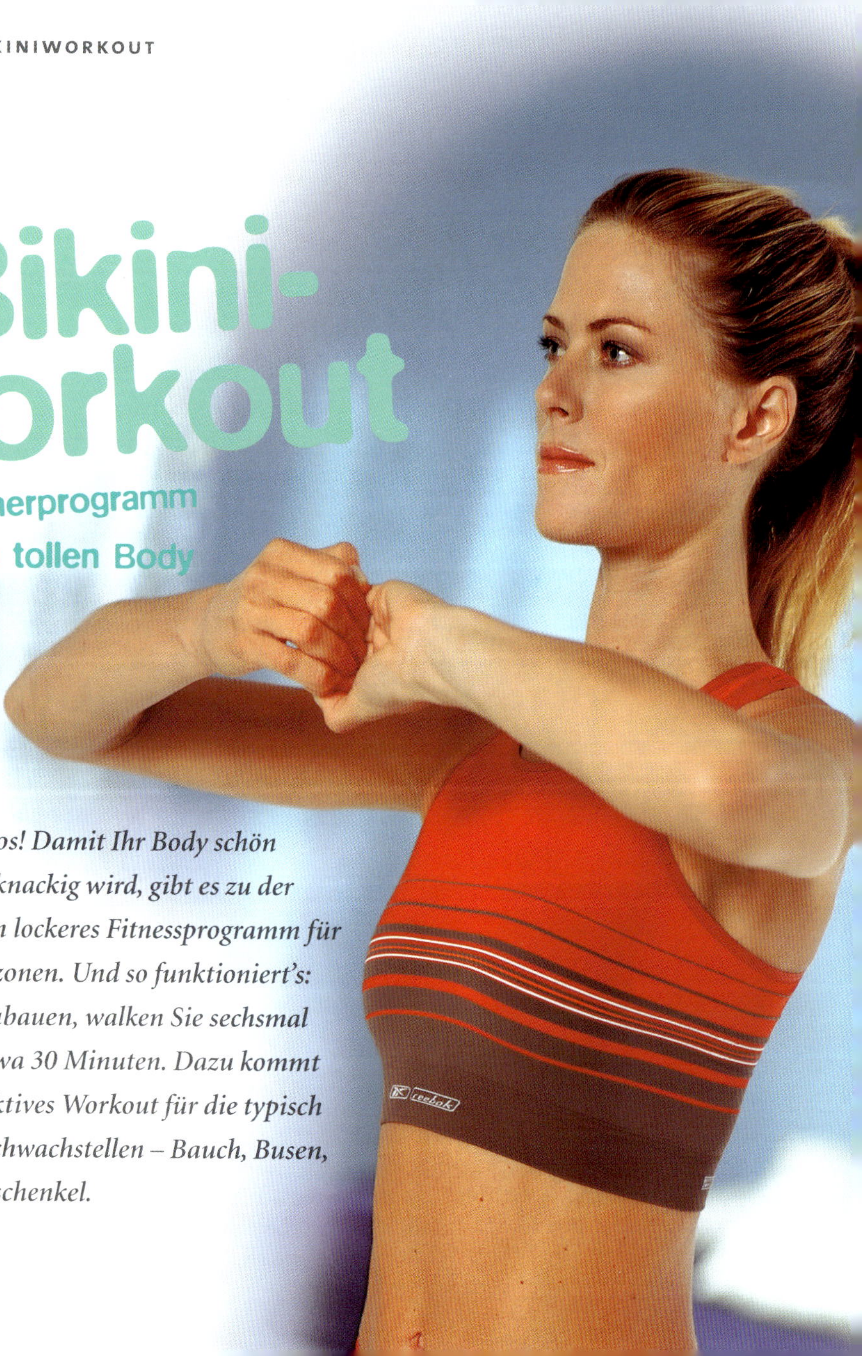

Jetzt geht's los! Damit Ihr Body schön schlank und knackig wird, gibt es zu der Bikinidiät ein lockeres Fitnessprogramm für alle Problemzonen. Und so funktioniert's: Um Fett abzubauen, walken Sie sechsmal die Woche etwa 30 Minuten. Dazu kommt noch ein effektives Workout für die typisch weiblichen Schwachstellen – Bauch, Busen, Po und Oberschenkel.

Bikinifit mit knackigem Sommerbody

Daran führt kein Weg vorbei: Wer dauerhaft abnehmen will, muss sich einfach mehr bewegen. Denn nur, wenn der Stoffwechsel angeregt wird, läuft der Energieverbrauch auf Hochtouren. Bei sportlicher Aktivität steigt die körpereigene Wärmeproduktion, und das wirkt sich äußerst positiv auf die Fettverbrennung aus.

Straffe Konturen

Aber auch wenn Sie mit Ihrem Gewicht im Grunde ganz zufrieden sind, sollten Sie auf Sport nicht verzichten. Denn durch Bewegung wird nicht nur das Fett ab-, sondern auch Muskulatur aufgebaut und das Gewebe gestrafft. Die Silhouette wird richtig schön knackig, eventuell vorhandene Orangenhaut reduziert sich deutlich, der ganze Körper sieht einfach fester aus.

3-Wochen-Programm

Mit dem Bikiniworkout ist es ganz leicht, den Body in nur drei Wochen strandtauglich zu machen. Denn es enthält neben Ausdauersport zur Fettverbrennung die besten Übungen für einen rundum knackigen Körper. Natürlich wird aus Größe 44 nicht von heute auf morgen eine 38, dennoch: Auch rundliche Frauen sehen gleich viel schlanker aus, wenn das Gewebe schön straff ist.

Fleißig trainieren

Drei Wochen sind keine lange Zeit! Damit das Bikiniworkout Erfolg bringt, müssen Sie daher wirklich jeden Tag trainieren. Versinken Sie aber auch im und nach dem Urlaub nicht gleich wieder im alten (bewegungslosen) Trott. Wenn Sie mit dem Fitnessprogramm dauerhaft zwei- bis dreimal pro Woche weitermachen, halten Sie nicht nur Ihre Figur, sondern schlagen auch dem gefürchteten Jo-Jo-Effekt ein Schnippchen.

Kampf der Cellulite

Sicher, Bewegung ist das A und O im Kampf gegen die hässlichen Dellen an Beinen und Po. Aber auch mit den richtigen Pflegemaßnahmen lässt sich eine Menge erreichen. Wer seinen Problemzonen im Bad täglich ein paar Minuten zusätzliche Aufmerksamkeit schenkt, hat das Problem bald im Griff und fühlt sich rundum wohl in seiner Haut. Die besten Strategien finden Sie ab Seite 42.

tipp:

AUFWÄRMEN

Sie müssen das Problemzonenworkout nicht direkt an das Lauftraining anschließen. Wenn Sie die Gymnastik jedoch zu einem anderen Zeitpunkt machen, dürfen Sie nicht vergessen, sich vorher kurz aufzuwärmen. Das dauert nicht lang: Schon sechs Minuten auf der Stelle laufen oder zur Lieblingsmusik tanzen genügt.

Fatburner

Walking – laufen Sie los!

Walking ist der ideale Ausdauersport für alle, die erst anfangen, ein bisschen mehr für ihre Figur zu tun.

➤ Sie brauchen – bis auf gute Laufschuhe – keine teure Ausrüstung, können überall einfach draufloslaufen und sind weder vom Wetter noch von den Öffnungszeiten des Fitnessstudios abhängig.

➤ Das sanfte Training ist ein super Fatburner, wenn Sie im richtigen Herzfrequenzbereich laufen (siehe rechts) und spart im Gegensatz zum klassischen Jogging viel Puste.

➤ Das langsamere Gehen ist für Gelenke und Wirbelsäule weitaus weniger belastend als Jogging, gerade wenn Sie ein paar Kilos zu viel auf den Rippen tragen.

➤ Da vor allem Bein- und Pomuskulatur gefordert wird, ist Walken auch ein tolles Mittel gegen Cellulite. Zudem kommt es kaum zu Erschütterungen, die schlecht für schwaches Bindegewebe sind und die Cellulite noch verstärken können.

Richtig laufen

Wie bei allen Sportarten kommt es auch beim Walken auf die richtige Technik an, damit Sie erreichen, was Sie wollen. So geht's:

1. Stellen Sie sich aufrecht hin: Brust vor, ziehen Sie die Schultern tief, die Schulterblätter leicht zueinander. Spannen Sie nun die Bauchmuskeln an.

2. Winkeln Sie die Arme dicht am Körper etwa im 90°-Winkel an, und ballen Sie die Hände locker zu Fäusten. Die Handrücken zeigen dabei nach außen.

3. Beginnen Sie nun in normaler Schrittlänge zügig zu gehen. Rollen Sie jeden Fuß bewusst von der Ferse bis zum Ballen über die gesamte Sohle ab. Achten Sie darauf, dass – anders als beim Joggen – immer ein Fuß am Boden bleibt.

4. Die angewinkelten Arme schwingen gegengleich deutlich sichtbar mit: Kommt der linke Fuß nach vorne schieben Sie den rechten Arm ebenfalls nach vorn, den linken nach hinten. Entsprechend geht beim rechten Fuß der linke Arm nach vorn, der rechte nach hinten.

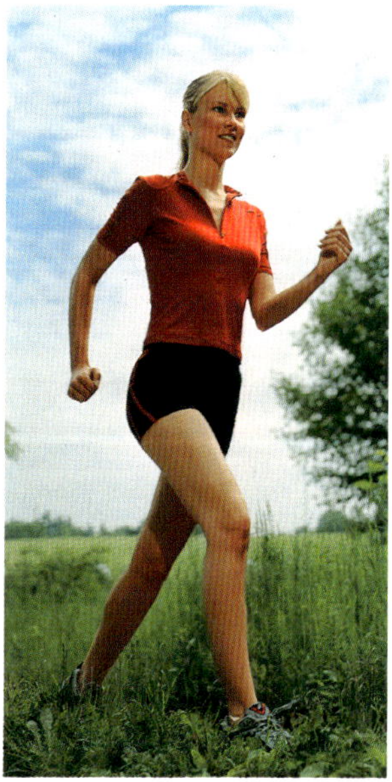

Sanftes Ausdauertraining, wie Walking oder Radfahren, steigert die Fettverbrennung.

Zeitplan

Während des Drei-Wochen-Programms trainieren Sie sechsmal in der Woche. Später genügt es dann, zwei- bis dreimal pro Woche zu laufen.

Die beste Zeit zum Laufen

Der richtige Trainingszeitpunkt hängt allein von Ihren persönlichen Vorlieben und Terminen ab.

➤ Wollen Sie mit frischem Schwung in den Tag starten, ist der Morgen (am besten vor dem Frühstück) ideal.

➤ Brauchen Sie zwischendurch einen freien Kopf, laufen Sie in der Mittagspause oder am Nachmittag.

➤ Abends hilft Ihnen die Bewegung, mehr Abstand zum stressigen Arbeitstag und seinen Problemen zu gewinnen.

Das Mindestpensum

➤ Um die Fettverbrennung richtig anzukurbeln, müssen Sie mindestens 30, wenn es Zeit und Kondition zulassen, noch besser 40 bis 60 Minuten walken.

➤ Wenn Sie anfangs trotz des gemäßigten Tempos aus der Puste kommen, unterbrechen Sie Ihr Training einfach nach fünf bis zehn Minuten. Ganz wichtig: Nicht stehen bleiben, sondern zwei Minuten zügig spazieren gehen. Das genügt, um neue Kraft zu sammeln. Je öfter Sie laufen, desto länger werden dann die Strecken zwischen den »Pausen«, bis Sie locker 30 Minuten am Stück schaffen.

Effektives Training

Um effektiv Fett zu verbrennen, ist es wichtig, weder zu schnell noch zu langsam zu laufen. Es kommt also auf die optimale Herzfrequenz an.

➤ Errechnen Sie Ihren Maximalpuls (MP). Die Formel dazu lautet: MP = 226 minus Lebensalter.

➤ Die optimale Herzfrequenz liegt bei 60 bis 70 Prozent Ihres MP. Diesen Puls sollten Sie später beim Laufen erreichen, damit Ihr Körper in der Fettverbrennungszone arbeitet.

Kontrolle beim Training

Ein einfacher Test hilft, beim Training die Herzfrequenz zu kontrollieren.

➤ Verringern Sie beim Laufen das Tempo, nehmen Sie zehn Sekunden den Puls am Hals, und multiplizieren Sie die Zahl der Pulsschläge mit sechs.

➤ Überprüfen Sie, ob Ihr Puls mit dem errechneten Wert für die optimale Herzfrequenz übereinstimmt.

info:

PULSMESSER

Noch einfacher ist es, die Herzfrequenz mit einer speziellen Testuhr aus dem Sportfachhandel zu messen. Dazu schnallen Sie bei den meisten Geräten einen Gürtel unter die Brust, der die Frequenz misst und an eine Armbanduhr sendet. Ganz moderne Versionen kommen sogar ohne Brustgurt aus. Der Vorteil der Testuhren: Sie können das Tempo sofort ändern, wenn die Herzfrequenz zu niedrig oder zu hoch ist.

Nicht vergessen:

Warm-up & Cool-down

Kein Walken ohne Stretching! Vergessen Sie nicht, Muskeln, Bänder und Sehnen vor und vor allem nach dem Laufen richtig zu dehnen, damit Sie beweglich bleiben. Praktisch: Die Übungen auf dieser Seite sind sowohl fürs Warm-up als auch für die Cool-down-Phase geeignet.

Dehnen hält fit!

➤ Um Verletzungen zu vermeiden, die Muskeln schon vor dem Laufen dehnen.
➤ Vergessen Sie auch nach dem Walken das Stretching nicht. Nur so schlagen Sie Verspannungen und Muskelkater ein Schnippchen.
➤ Sollte es Sie doch einmal erwischt haben und der Muskelkater quält Sie, helfen entspannende Bäder, Duschen und eine Massage mit aromatischer Bodymilk.

Oberschenkelvorderseite

1. Stellen Sie sich gerade, mit hüftbreit geöffneten Beinen hin, und stützen Sie sich falls nötig mit der linken Hand ab.
2. Umfassen Sie den rechten Fuß mit der rechten Hand und ziehen Sie die Ferse langsam zum Po.

➤ Halten Sie die Spannung 20 bis 30 Sekunden, und dehnen Sie dann das linke Bein.

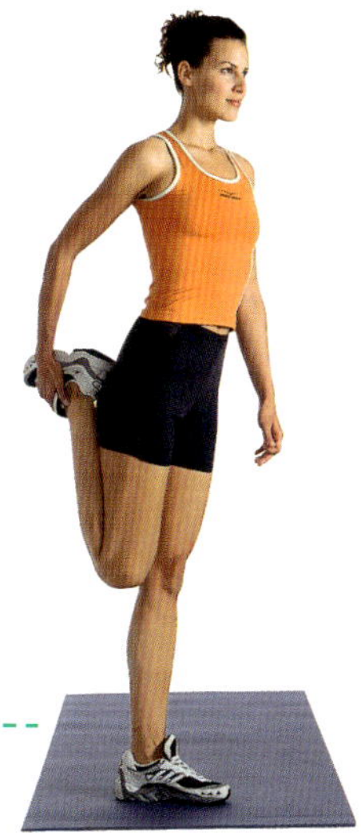

tipp:

Am Ball bleiben

Damit Sie lange Freude am Bewegungstraining haben, sollten Sie diese drei Punkte nicht vergessen:

➤ Regelmäßigkeit ist ganz wichtig! Lieber dreimal 30 Minuten laufen oder 15 Minuten Gymnastik als einmal 1,5 Stunden bzw. 45 Minuten.

➤ Verausgaben Sie sich nicht völlig! Nach dem Training sollten Sie immer noch so viel Puste haben, dass Sie locker noch weitermachen könnten.

➤ Suchen Sie Gleichgesinnte! Gemeinsames Training macht nicht nur mehr Spaß, es fällt auch leichter, die guten Vorsätze umzusetzen. Wer sagt schon gerne der besten Freundin ab?

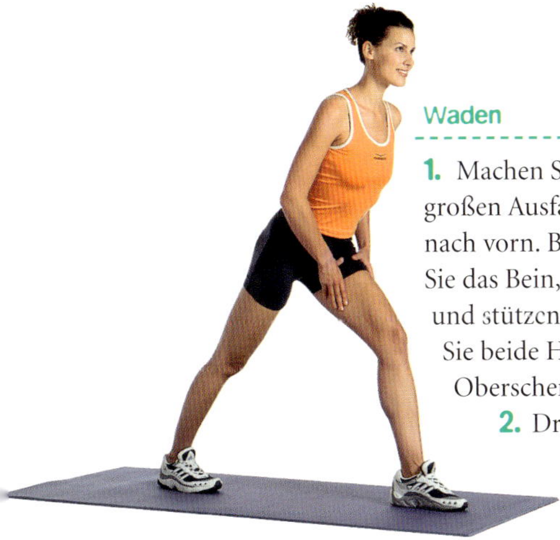

Waden

1. Machen Sie mit links einen großen Ausfallschritt nach vorn. Beugen Sie das Bein, und stützen Sie beide Hände auf dem Oberschenkel ab.
2. Drücken Sie die Ferse des rechten Fußes langsam ganz auf den Boden, und schieben Sie den ganzen Körper noch etwas mehr nach vorn.

➤ Wechseln Sie nach 20 bis 30 Sekunden die Seite.

Beinrückseite

1. Grätschen Sie die Beine, beugen Sie den Oberkörper leicht vor, und stützen Sie die Hände auf die Oberschenkel.
2. Schieben Sie den Po nach hinten rechts, das Becken bleibt gerade.Winkeln Sie das rechte Knie an. Das linke Knie bleibt gestreckt, die Fußspitze zeigt etwas zur Decke.
3. Je mehr der Po nach hinten geht, desto intensiver wird die Dehnung.

➤ Nach 20 bis 30 Sekunden wechseln Sie die Seite.

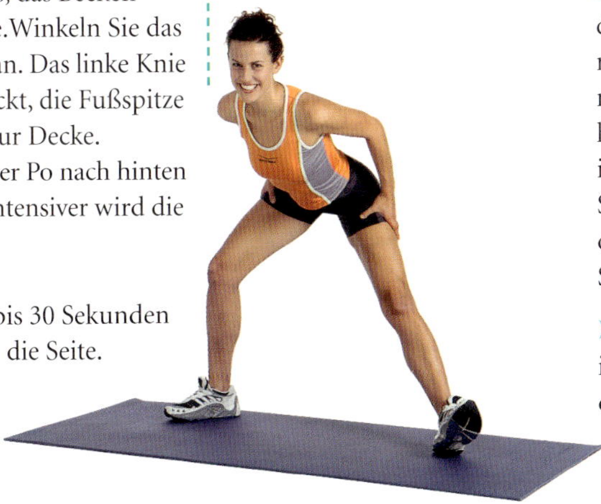

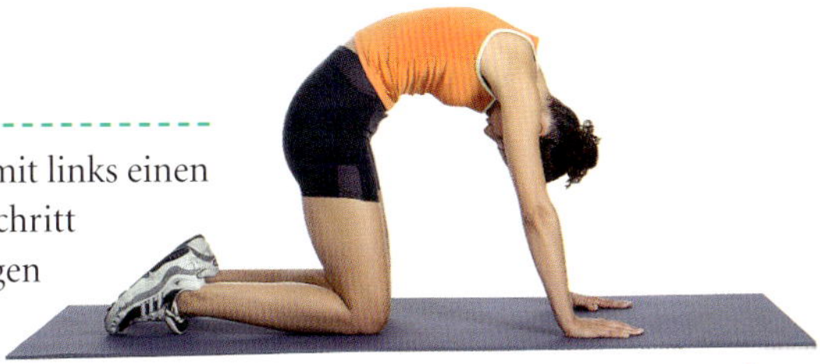

Oberkörper

1. Gehen Sie in den Vierfüßlerstand, und machen Sie einen Katzenbuckel. Dazu drücken Sie den Rücken rund nach oben, die Arme sind parallel zu den Oberschenkeln.
2. Schieben Sie das Kinn zur Brust, sodass der Kopf sich leicht nach innen bewegt. Halten Sie die Position zehn Sekunden.
3. Als Ausgleich machen Sie den so genannten Hunderücken. Lassen Sie Brustbereich und Bauch nach unten hängen. Legen Sie den Kopf in den Nacken, und schauen Sie nach oben. Halten Sie diese Position ebenfalls zehn Sekunden.

➤ Führen Sie beide Übungen im Wechsel insgesamt etwa drei Minuten aus.

Der Bauch – Problemzone Nummer 1

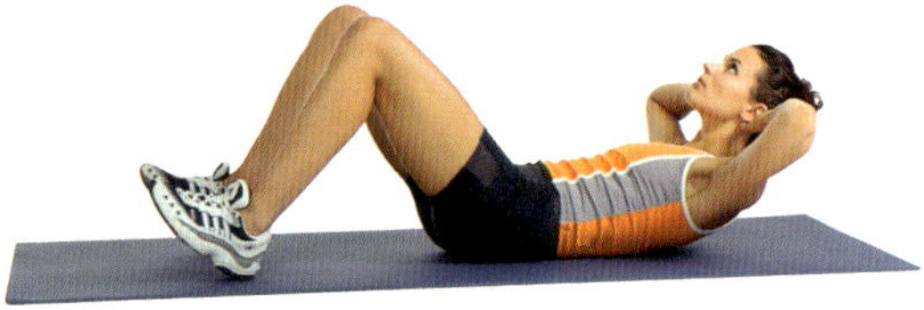

Gerade am Bauch scheint der Speck besonders hartnäckig zu sein. Kein Wunder, denn die Bauchmuskeln werden im Alltag auch kaum gefordert. Deshalb hilft hier nur ein ganz gezieltes Workout.

Trainingstipps

➤ Um den Rücken zu entlasten, nicht auf dem nackten Boden, sondern auf Isomatte oder Bettdecke trainieren.

➤ Immer schön langsam! Wenn Sie mit Schwung arbeiten, nützt das dem Bauch gar nichts, schadet aber ganz schön Ihrer Wirbelsäule.

➤ Auf die richtige Atmung achten! Beim Anspannen der Muskeln ausatmen, beim Entspannen einatmen.

➤ Wiederholen Sie jede Übung achtmal (Taille 16-mal), und machen Sie jeweils zwei bis drei Sätze.

Gerader Bauchmuskel

1. Legen Sie sich auf den Rücken, und nehmen Sie die Hände in den Nacken. Winkeln Sie die Beine an, und heben Sie die Zehenspitzen vom Boden. Spannen Sie die Bauchmuskulatur an.

2. Rollen Sie den Oberkörper langsam und ohne Schwung bis zum Brustwirbel hoch. Rücken und Nacken bilden eine Linie. Die Ellenbogen bleiben außen.

3. Halten Sie die Spannung kurz, ehe Sie den Oberkörper langsam wieder abrollen.

Unterer Bauchbereich

1. Bleiben Sie am Boden liegen, und strecken Sie die Arme rechts und links zur Seite. Die Beine strecken Sie mit leicht gebeugten Knien zur Decke.

2. Spannen Sie die Bauchmuskeln an, und heben Sie ohne Schwung das Becken vom Boden: Ein paar Zentimeter sind genug! Der Lendenwirbel bleibt liegen.

3. Halten Sie die Spannung kurz, ehe Sie das Becken ebenso langsam wieder zum Boden absenken.

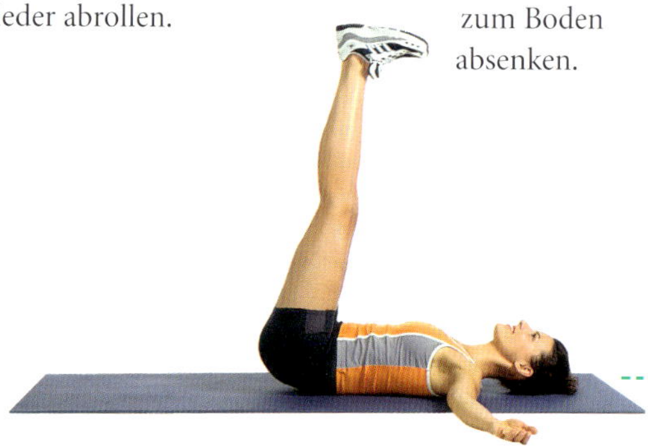

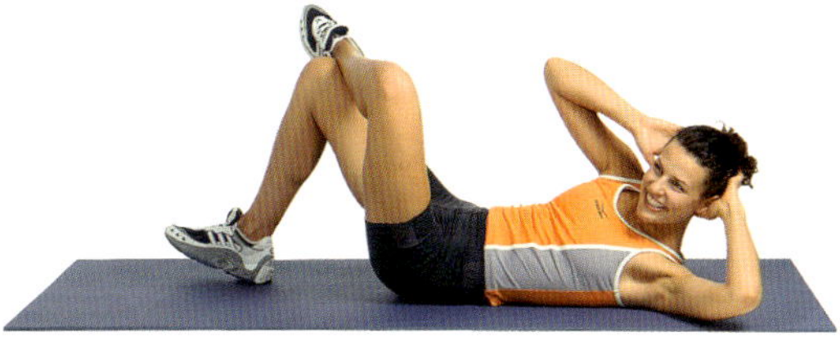

Seitliche Bauchmuskulatur

1. Bleiben Sie weiter am Boden liegen. Winkeln Sie die Beine an. Stützen Sie den linken Fuß auf dem rechten Oberschenkel ab, nehmen Sie die Hände hinter den Kopf und spannen Sie die Bauchmuskeln an.
2. Führen Sie langsam die rechte Schulter in Richtung des linken Knies, der Ellenbogen bleibt außen.
3. Halten Sie die Spannung kurz, und senken Sie die Schulter langsam wieder.

➤ Wechseln Sie nach den Wiederholungen die Seite.

Schlanke Taille

1. Stellen Sie sich mit schulterbreit geöffneten Beinen aufrecht hin.
2. Beugen Sie den Oberkörper nach rechts, und schieben Sie mit der rechten Hand so weit wie möglich nach unten, ohne den Rumpf nach vorn zu kippen. Wer effektiver trainieren will, hält eine Hantel.
3. Richten Sie sich dann ohne Schwung wieder auf.

➤ Pro Seite 16-mal.

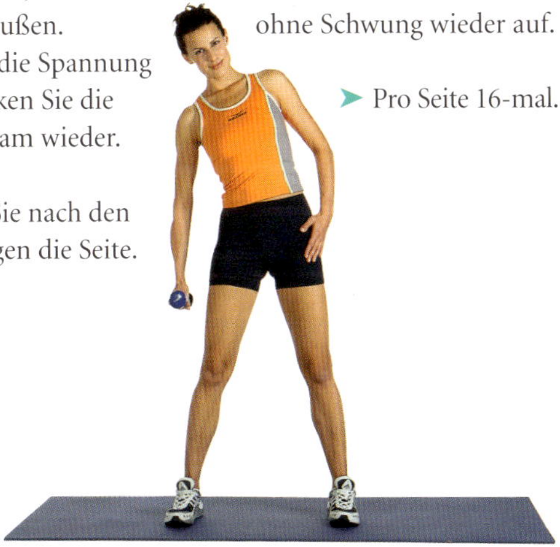

tipp:

WEG MIT DEM BAUCH!

➤ Lust auf Abwechslung? Dann lassen Sie anstelle des Taillentrainings doch einfach einmal den guten alten Hula-Hoop-Reifen kreisen (gibt es im Sportgeschäft). Reifen in Taillenhöhe halten, Hüften kreisen, und los geht's. Schon fünf Minuten am Tag genügen.

➤ Flacher Bauch in Sekunden: Achten Sie auf Ihre Haltung! Wenn Sie mit rundem Rücken und hängenden Schultern stehen, sitzen und gehen, rutscht auch der Bauch automatisch nach vorn. Eine bewusste Körperhaltung lässt ihn dagegen ruck, zuck flacher erscheinen. Also: Kopf hoch, Brust raus, Schultern nach hinten unten, Wirbelsäule strecken. Damit Sie nicht ins Hohlkreuz fallen, Po- und Beckenmuskulatur anspannen.

➤ Statt Stretching: Nach dem Training noch kurz am Boden liegen bleiben und mit der flachen Hand mehrmals im Uhrzeigersinn über den Bauch streichen.

Straffe Beine, knackiger Po

Klar, länger werden unsere Beine auch durch regelmäßiges Krafttraining nicht, aber gegen Reiterhosen, Cellulite und einen schwabbeligen Po lässt sich jede Menge tun. Um das ungeliebte Fett abzubauen, müssen Sie fleißig walken (siehe Seite 32ff.). Ein spezielles Workout stärkt darüber hinaus die Muskeln an dieser typisch weiblichen Problemzone und strafft so das Gewebe. Dadurch werden die Konturen wieder schön fest und knackig.

So wird's gemacht!

➤ Um die Kniegelenke nicht zu belasten, strecken Sie die Beine während der Übungen nie ganz durch.
➤ Fürs abschließende Stretching sind die Dehnungsübungen von Seite 34f. ideal.
➤ Machen Sie jeweils zwei bis drei Sätze à acht Wiederholungen.

Oberschenkelvorderseite

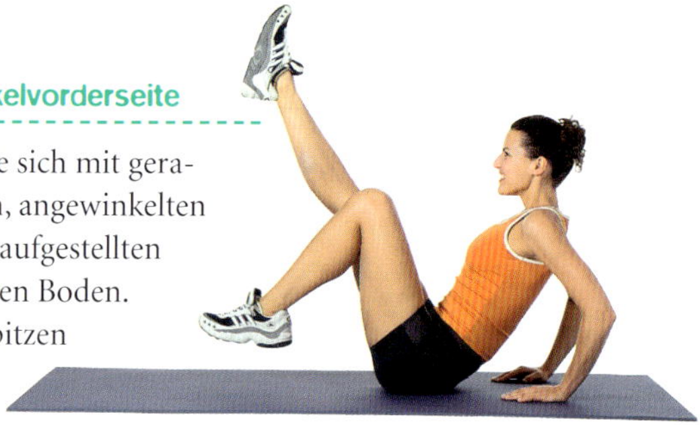

1. Setzen Sie sich mit geradem Rücken, angewinkelten Beinen und aufgestellten Füßen auf den Boden. Die Zehenspitzen zeigen nach oben. Stützen Sie sich mit beiden Armen hinter dem Rücken am Boden ab.
2. Strecken Sie nun abwechselnd langsam ein Bein nach vorn oben aus, bis beide Knie auf einer Höhe sind.

➤ Arbeiten Sie in fließenden Bewegungen, ohne die Füße beim Beinwechsel ganz auf den Boden aufzusetzen.

Oberschenkel innen

1. Legen Sie sich auf den Rücken. Strecken Sie beide Arme seitlich aus und die leicht gebeugten Beine in die Luft.
2. Grätschen Sie die Beine langsam, bis Sie die Dehnung spüren. Halten Sie die Spannung kurz, und schließen Sie die Beine wieder hüftbreit.

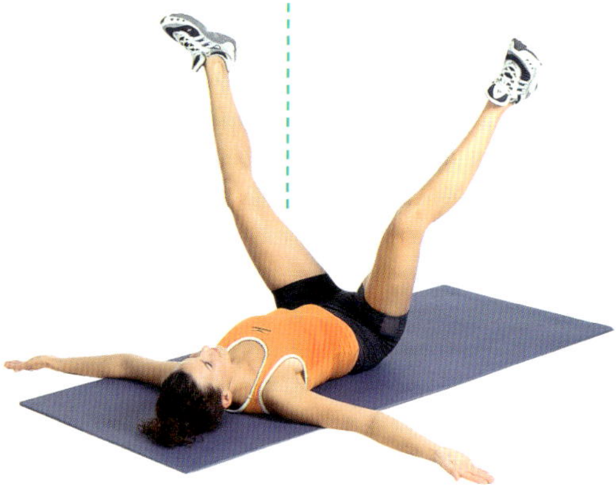

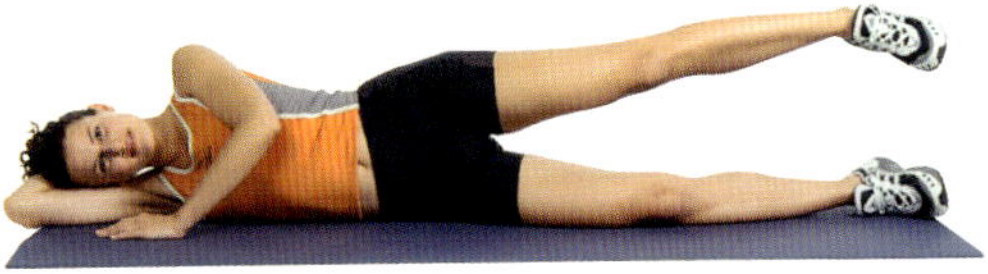

Oberschenkel außen

1. Legen Sie sich auf die rechte Seite. Winkeln Sie den rechten Arm hinter dem Kopf an. Stützen Sie den linken Arm vor dem Körper ab. Strecken Sie die Beine aus, und winkeln Sie das rechte Bein leicht an.
2. Heben Sie das linke Bein ohne Schwung an, halten Sie es kurz, und senken Sie es langsam wieder ab, ohne es ganz abzulegen.

➤ Nach den entsprechenden Sätzen die Seite wechseln.

Oberschenkelrückseite und Po

1. Drehen Sie sich auf den Bauch, und betten Sie den Kopf auf die Hände. Die Fußspitzen aufstellen.
2. Spannen Sie Po- und Oberschenkelmuskulatur an. Den linken Unterschenkel so weit anwinkeln, bis er einen rechten Winkel mit dem Oberschenkel bildet. Senken Sie das Bein langsam wieder.
3. Um den Po zu trainieren, strecken Sie das Bein wieder gerade aus.
4. Heben Sie es dann langsam an, ohne es dabei zu beugen. Legen Sie den Fuß beim Absenken nicht ganz am Boden ab.

➤ Nach jeweils acht Wiederholungen die Seite wechseln.

Tipp: Schieben Sie falls nötig ein zusammengerolltes Handtuch unter den Bauch, um ein Hohlkreuz zu vermeiden.

tipp:

Für Zwischendurch

Klasse Übung fürs Büro: Setzen Sie sich mit geradem Rücken so auf einen Stuhl, dass die Oberschenkel ganz auf der Sitzfläche liegen. Heben Sie nun langsam die Unterschenkel an, bis die Beine ganz gestreckt sind. Langsam wieder senken, die Füße aber nicht am Boden absetzen, sondern gleich wieder nach oben heben.

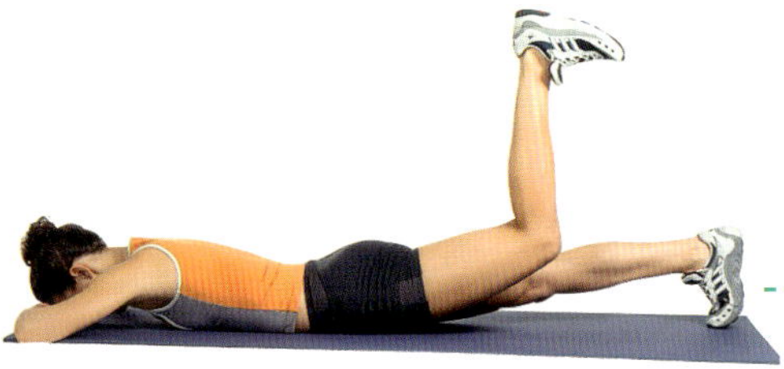

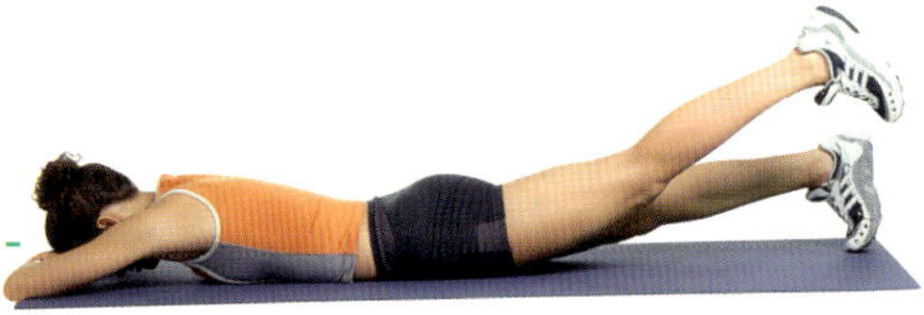

Toller Busen – das Anti-Schwerkraft-Programm

Zwar können Sie die Größe Ihrer Brust allein durch Sport nicht beeinflussen. Doch eine gute Brustmuskulatur stützt das Bindegewebe und wirkt wie ein natürlicher BH.

Richtig trainieren

- Führen Sie alle Bewegungen langsam und kontrolliert aus. Halten Sie den Oberkörper immer stabil.
- Wählen Sie Hanteln, die zu Ihnen passen. Sonst können Sie Ihren Rücken durch falsche Bewegungen belasten.
- Ellenbogengelenke sind immer leicht gebeugt, damit wirklich die Muskeln arbeiten.
- Zum Dehnen Hände hinter dem Rücken verschränken und nach hinten oben ziehen. 20 bis 30 Sekunden halten.
- Jede Übung 16-mal wiederholen; je zwei Sätze.

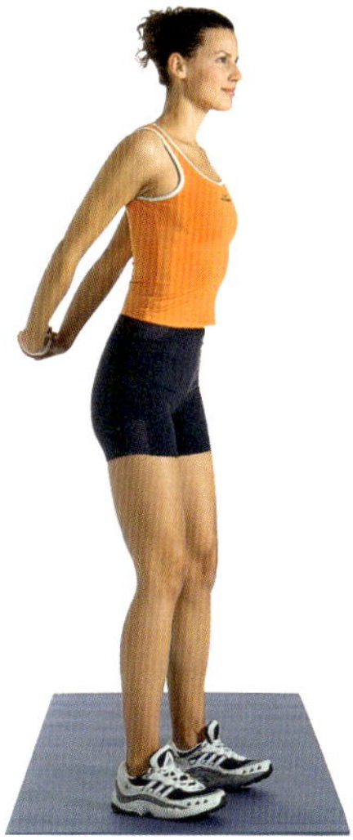

Hebel

1. Stellen Sie sich aufrecht und mit geradem Rücken hin. Die Beine sind leicht gegrätscht und gebeugt. Spannen Sie Bauch- und Pomuskulatur an, und schieben Sie den unteren Beckenbereich leicht nach vorn.
2. Strecken Sie die Arme hinter den Rücken, und legen Sie die Hände ineinander.
3. Heben und senken Sie nun die Arme ganz langsam und ohne Schwung, ohne dabei auch den Oberkörper zu bewegen.

Hanteltraining

1. Nehmen Sie in jede Hand eine Hantel. Stellen Sie sich aufrecht hin. Winkeln Sie die Arme vor dem Körper in Schulterhöhe an. Handrücken nach vorn drehen.
2. Führen Sie die Unterarme so nah wie möglich zueinander. Heben und senken Sie dann die Arme ohne Schwung je etwa zehn Zentimeter.

Tipp: Statt Hanteln können Sie kleine mit Sand gefüllte PET-Flaschen verwenden.

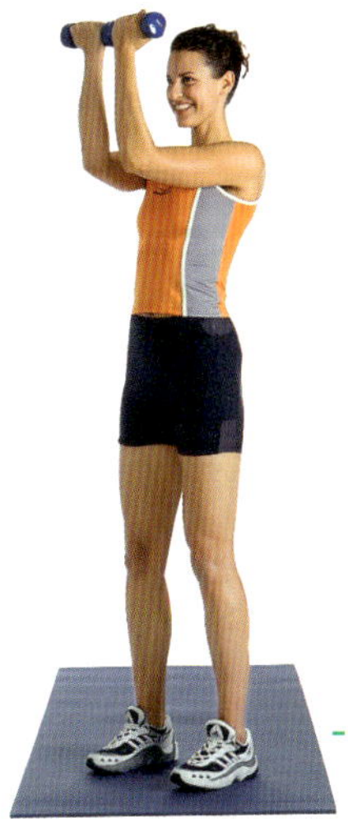

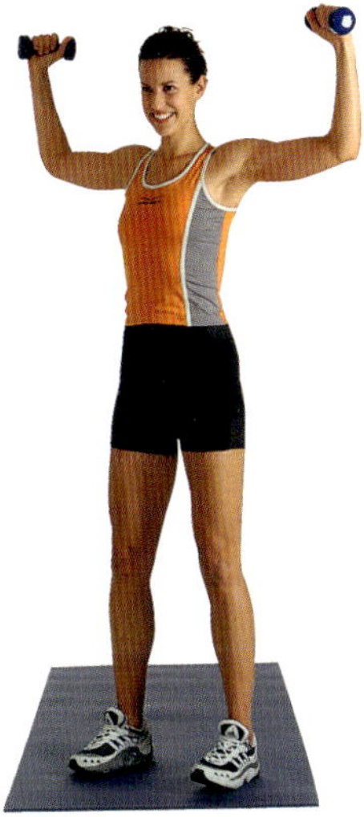

Butterfly

1. Halten Sie weiter in beiden Händen eine Hantel. Winkeln Sie die Oberarme in Brusthöhe an. Legen Sie die Unterarme aneinander. Die Handrücken zeigen nach außen Ellenbogen und Schultergelenke bilden eine Linie.
2. Bewegen Sie die Arme langsam auseinander, bis sie mit dem Oberkörper eine Linie bilden.
3. Führen Sie die Arme langsam wieder zusammen. Senken Sie sie dabei nicht.

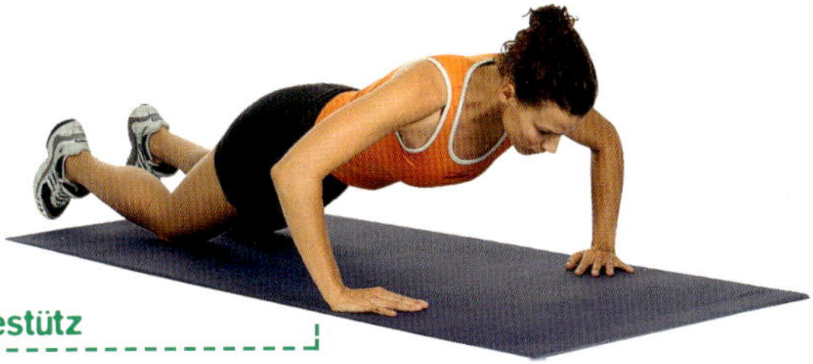

Knie-Liegestütz

1. Setzen Sie Hände und Knie auf dem Boden auf, die Beine sind hinten abgelegt. Der Rücken ist gerade, der Hals bildet eine Linie zur Wirbelsäule. Die Arme sind gestreckt, die Ellenbogen zeigen nach außen, die Fingerspitzen leicht nach innen. Die Handgelenke sind unter den Schultergelenken.
2. Beugen Sie langsam die Arme, bis Sie mit der Brust beinahe den Boden berühren.
3. Halten Sie die Position ein paar Sekunden, und stemmen Sie sich dann ohne Schwung wieder nach oben.

Brücke

1. Setzen Sie sich auf den Boden, und stützen Sie sich mit beiden Händen in Schulterbreite hinter dem Körper ab. Die Fingerspitzen zeigen zum Körper. Füße hüftbreit aufstellen.
2. Schieben Sie die Arme in eine leichte Streckung, der Po hebt sich vom Boden ab. Die Brust wird gestreckt, der Trizeps trainiert.
3. Halten Sie die Spannung kurz, ehe Sie langsam wieder in die Ausgangsstellung zurückgehen, ohne mit dem Po den Boden zu berühren.

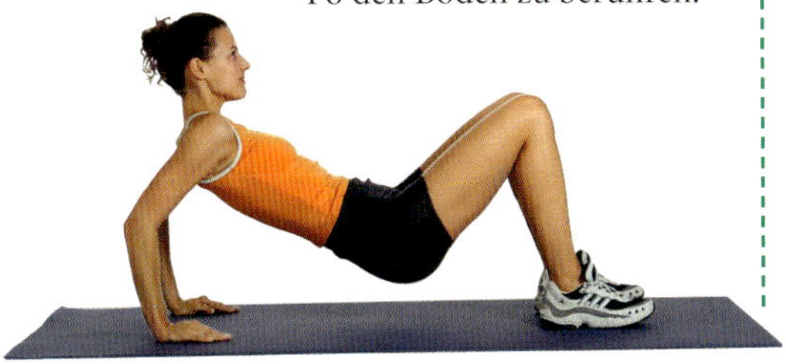

Schluss mit Cellulite

Klar, Cellulite kennt jeder, und fast alle Frauen führen einen erbitterten Kampf gegen die unschöne Orangenhaut.

Wie entsteht die Orangenhaut?

Entgegen einer weit verbreiteten Meinung ist Cellulite nicht nur ein Problem übergewichtiger Frauen. Schuld an den hässlichen Dellen sind nämlich neben zu vielen Pfunden auch die weiblichen Hormone und die Gewebestruktur. Anders als bei Männern ist das Gewebe nicht gitterartig um die Fettzellen angeordnet, sondern verläuft um diese in parallelen Strängen. Der Grund: In der Schwangerschaft muss das Gewebe extrem dehnbar sein. Leider können sich daher aber auch überschüssiges Fett und Wasser super einlagern. Sie drücken dann gegen das Gewebe und sind unter der Haut als Dellen zu sehen.

Machen Sie den (Kneif-)Test!

Ein einfacher Test zeigt Ihnen, wie es um Ihr Gewebe steht. Schieben Sie dazu die Haut am Oberschenkel oder Po mit mit Daumen und Zeigefinger beider Hände zusammen.

Stufe 0

Wenn Sie stehen oder liegen, sind keine Dellen zu sehen. Beim Kneiftest können sich Falten zeigen, Dellen treten aber nicht hervor. Das Gewebe ist knackig und hat eine hohe Spannkraft. Es wabbelt nicht. Wenn Sie nicht zum totalen Bewegungsmuffel werden oder stark zunehmen, haben Sie kein spezielles Celluliteprogramm nötig.

Stufe 1

Keine Dellen, wenn Sie stehen oder liegen, sondern nur beim Kneiftest. Das Gewebe ist etwas schlaff und wabbelt leicht. Mit ein bisschen Sport, Wechselduschen und Bürstenmassagen wird jedoch alles wieder straff.

tipp:

REIS-QUARK-TAG

Wenn sich während der Periode zusätzlich Wasser im Körper ansammelt, helfen ein oder zwei Reis-Quark-Tage. Über den Tag verteilt gibt es 150 g ungeschälten Reis (ohne Salz garen), 300 g Magerquark, 2 Äpfel, 500 g Tomaten und 4 Flaschen natriumarmes Mineralwasser.

Stufe 2

Dellen sind sichtbar. Das Gewebe ist schlaff, schwammig und wabbelt. Aber noch ist es nicht zu spät. Zwar lässt sich die Cellulite nicht immer ganz beseitigen, doch das Gesamtbild können Sie stark verbessern. Setzen Sie vor allem auf Bewegung.

Stufe 3

Man sieht tiefe Dellen. Das Gewebe fühlt sich schwammig an und wabbelt nach. Selbst hier kann ein spezielles Pflegeprogramm die Cellulite abschwächen. Meist ist jedoch auch eine Diät nötig.

Anti-Cellulite-Plan

Wenn Sie ohne viel Aufwand etwas gegen die Orangenhaut tun wollen, empfehlen sich Wechselduschen und Bürstenmassagen.

Heißkalte Wechselduschen

Ohne Wechselduschen läuft bei der Anti-Cellulite-Pflege gar nichts. Sie bringen den Stoffwechsel in Schwung und heizen die Fettverbrennungsmaschinerie an, wirken durchblutungsfördernd und festigen so das Gewebe.
Und so geht's: Nach der Reinigung die Problemzonen von unten nach oben (immer zum Herzen hin) in kreisenden Bewegungen kalt abduschen. Nach einer Minute das Wasser wieder warm stellen. Beliebig oft wiederholen und mit einem kalten Guss aufhören. Kräftig trockenrubbeln, um den durchblutenden Effekt noch zu erhöhen.

➤ Duschen Sie während der Bikinidiät zweimal täglich. Ganz wichtig: Damit die Haut nicht austrocknet, nur wenig Duschgel oder Seife verwenden und anschließend gut eincremen.

➤ Wenn es Ihnen schwer fällt, kalt zu duschen, drehen Sie jeden Tag ein bisschen weniger warmes und ein bisschen mehr kaltes Wasser auf.

➤ Bei schwachem Bindegewebe oder Besenreisern verzichten Sie besser auf starke Temperaturschwankungen und duschen stattdessen mäßig kühl und warm.

Bürsten Sie sich knackig!

Noch stärker werden Durchblutung und Stoffwechsel durch eine Massage mit der Naturbürste oder dem Luffahandschuh angeregt. Rubbeln Sie einmal täglich während des Duschens oder davor den ganzen Körper in kreisenden Bewegungen ab, und bearbeiten Sie die Problemzonen besonders aufmerksam.

➤ Reiben Sie nicht zu fest, es darf nicht weh tun. Die Haut soll sich nur leicht röten.

➤ Rubbeln Sie immer von unten nach oben.

➤ Durch Bürstenmassagen verschwinden auch trockene Hautschüppchen und Pickel: Die Haut wird rosig zart.

➤ Nach der Massage nimmt die Haut pflegende Wirkstoffe besonders gut auf.

Peeling

Ein- bis zweimal pro Woche können Sie sich auch mit einem selbst gerührten Peeling abrubbeln. Dazu eine Hand voll grobes Salz mit Sahne oder Olivenöl zu einer dicken Paste anrühren und die Problemzonen in kreisenden Bewegungen damit massieren.

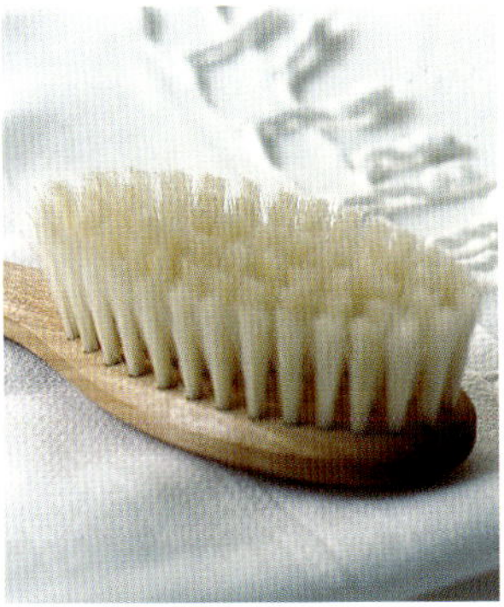

Bürstenmassagen regen Stoffwechsel und Durchblutung an, die Haut wird glatt und rosig.

Die besten Pflege-extras

Sie wollen gerne noch mehr für Ihre Silhouette tun? Dann nichts wie los! Denn es gibt viele weitere tolle Anti-Cellulite-Programme.

Massage

Für diese speziellen Problemzonenmassagen brauchen Sie weder Bürsten noch andere Hilfsmittel. Wenn Sie unter Besenreisern oder Krampfadern leiden, sollten Sie allerdings zuerst Ihren Arzt fragen, ob Sie ohne Bedenken drauflosknеten dürfen.

Zupfmassage

Fingerkuppen beider Hände nebeneinander aufsetzen und leicht andrücken. Die Haut dazwischen etwas hochheben und sofort wieder loslassen. Die ganze Partie bearbeiten.

Rollmassage

Die Haut zwischen Daumen und Zeigefinger leicht nach oben ziehen. Nachfassen und ohne Unterbrechung die nächste Partie bearbeiten.

Knetmassage

Besonders schonende Methode und daher ideal für stärker ausgeprägte Cellulite: Mit flachen Händen und mit sanftem Druck Partie für Partie durchkneten.

Sauna und Dampfbad

Natürlich macht Schwitzen allein nicht schlanker. Aber wie bei Wechselduschen profitieren Stoffwechsel und Durchblutung auch in der Sauna von der positiven Wirkung des sich wiederholenden Temperaturwechsels. Wenn Sie Zeit haben, gehen Sie also während der Bikinidiät zusätzlich einmal pro Woche in die Sauna oder ins Dampfbad (an diesem Tag müssen Sie abends nicht noch einmal duschen). Wichtig beim Abkühlen: Ein harter Wasserstrahl ist Gift für schwaches Bindegewebe. Besser sind sanfte Güsse oder ein Tauchbad.

tipp:

Anti-Cellulite-Packung

Extrapflege verspricht eine Packung aus Heilerde (gibt's in der Apotheke). Das braune Pulver mit lauwarmem Kamillentee zu einer streichfähigen Paste anrühren und auf die Problemzonen auftragen. Nach 20 Minuten erst mit lauwarmem Wasser abspülen, dann kalt nachbrausen. Am besten einmal wöchentlich.

Entschlackungsbäder

Einfach nur relaxen und trotzdem was für die Figur tun? Auch das geht – wenn auch nur in Kombination mit Sport und Co! Ein Bad mit entschlackendem Zusatz ist zweimal die Woche eine wohltuende Anti-Cellulite-

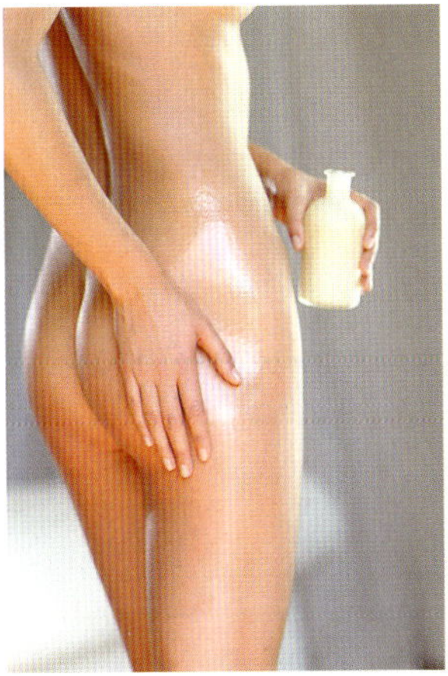

Damit Anti-Cellulite-Cremes wirklich helfen, werden sie mit einer kurzen Massage kombiniert.

Maßnahme. Den Zusatz können Sie auch selbst anrühren, beispielsweise eine Mischung aus sechs Tropfen Wacholder-, vier Tropfen Zitronen- und zwei Tropfen Zypressenöl. Damit sich die Öle gut lösen und nicht frühzeitig »verduften«, verrühren Sie sie in etwas Sahne, Mandel- oder Jojobaöl und geben die Mischung erst unmittelbar vor dem Hineinsteigen in das warme Badewasser.

➤ Nicht zu heiß baden, um das Bindegewebe nicht unnötig zu dehnen. Ideal: 36 °C.

➤ Nicht zu lange im Wasser bleiben. Nach zehn Minuten ist Schluss.

➤ Kuscheln Sie sich anschließend im Bademantel und mit einer warmen Decke aufs Sofa, und schwitzen Sie mindestens 30 Minuten nach.

Eisabreibungen

Eine Hand voll Eiswürfel im Waschlappen oder ein mit Gel gefüllter Kühlbeutel aus der Apotheke sorgen für erfrischende Kälteschocks und regen so Durchblutung und Stoffwechsel an. Ganz wichtig: Schnell über die Haut fahren und nicht zu lange auf einer Stelle bleiben. Anschließend die Haut trockentupfen und eincremen. Tipp: Die Abreibung ist auch ein super Gefäßtraining für Busen und Dekolleté.

Cremes und Co

Es wäre einfach zu schön, wenn man nur in die richtigen Tiegel und Töpfe greifen müsste, um die Cellulite zu beseitigen. Ganz so einfach ist es leider noch nicht. Doch die Kosmetikindustrie arbeitet hart daran, das Beschwerliche mit dem Angenehmen zu verbinden und bringt laufend neue Produkte auf den Markt, die beim Kampf gegen die Dellen helfen sollen. Cremes und Lotionen allein können zwar keine Wunder bewirken, aber zusammen mit einer gezielten Massage (siehe links) das Hautbild doch deutlich verbessern. Wichtig: Jeden Tag anwenden, auch um bereits erreichte Erfolge nicht wieder zu gefährden.

tipp:

ANTI-CELLULITE-TRICKS

Achten Sie stets auf

- ausreichend Schlaf
- eine gute Verdauung

Verzichten Sie dagegen auf

- große Mengen Alkohol
- das Rauchen
- Dauerstress

Gesucht – gefunden

Buchtipps

Bücher aus dem Gräfe und Unzer Verlag

Elmadfa, Prof. Dr. I./Aign, W./Muskat, Prof. Dr. E./Fritzsche, D.: Die große GU Nährwert-Kalorien-Tabelle
Grillparzer, Marion: Fatburner. So einfach schmilzt das Fett weg
Grillparzer, Marion/Kittler, M.: Fatburner. Das Ernährungsprogramm
Rüdiger, Margit: Power-Walking
Strunz, Ulrich: Forever Young. Das Leicht-Lauf-Programm
Wade, Jennifer: Fatburner. Das Fitnessprogramm

Mehr vom Autor

Müller, Sven-David: Kalorien-Ampel; Midena Verlag, München
Müller, Sven-David: MCT – das Fett, das nicht dick macht; Midena Verlag, München
Müller, Sven-David: CM3-Diät; Midena Verlag, München
Müller, Sven-David/Raschke, Katrin: Das Kalorien-Nährwert-Lexikon; Schlütersche Verlagsanstalt, Hannover

Elektronisches Ernährungstagebuch

Der Nährwerttaschenrechner Mealus kennt Nährwerte und Kaloriengehalte von mehr als 4100 Lebensmitteln und dient als Ernährungstagebuch für bis zu einem Monat.
Bezugsquelle:
Mealus
Pfefferminz Agentur GmbH
Mittelweg 89
20149 Hamburg
www.mealus.de

Hilfreiche Adressen

Ernährungsmedizinischer Beratungsdienst der Gesellschaft für Ernährungsmedizin und Diätetik e.V.
Rehaklinik an der Rosenquelle
Kurbrunnenstraße 5
52055 Bad Aachen

Im Internet

www.bodymed.de
www.ernaehrungsmed.de
www.formmed.de
www.precon.de
www.slimclub.de
www.vitaspur.de

Rezepte von A–Z

Frühstück

Mittagessen

Abendessen

Sachregister

Über den Autor

Sven-David Müller ist deutschlandweit als Ernährungsexperte bekannt: Seit 1988 ist er Diätassistent, seit 1994 Diabetesberater. Ein Jahrzehnt arbeitete er am Universitätsklinikum der RWTH Aachen. Heute ist er Geschäftsführer der Gesellschaft für Ernährungsmedizin und Diätetik. Sven-David Müller ist Vorstandsmitglied des Bonner Fördervereins für Diätetik und Gründer des Verbandes für Ernährung und Diätetik. Er berät Firmen und Institutionen hinsichtlich gesunder Ernährungsweise und hat sein Wissen in zahlreichen Veröffentlichungen und Vorträgen sowie bei vielen TV- und Radioauftritten an ein breites Publikum weitergegeben. Er ist Fit-for-Fun-Ernährungsexperte.

Dank

Folgenden Experten danke ich für ihre hilfreiche Unterstützung:
Dipl. oec. troph. Daniela Rösler, Die Gesellschaft für Ernährungsmedizin und Diätetik e.V.
Dipl. oec. troph. Katrin Raschke, Die Gesellschaft für Ernährungsmedizin und Diätetik e.V.
Kathrin Scholl, Diätassistentin, Universitätsklinikum der RWTH Aachen.

Ein spezieller Dank gilt Tanja Quade (Personal Trainer) für ihre fachliche Beratung bei der Fotoproduktion des Bikiniworkouts.

Wichtiger Hinweis

Die Vorschläge des vorliegenden Buches wurden sorgfältig recherchiert und haben sich in der Praxis bewährt. Alle Leserinnen und Leser sind jedoch aufgefordert, selbst zu entscheiden, ob und inwieweit sie die Anregungen aus diesem Buch umsetzen wollen. Autor und Verlag übernehmen keine Haftung für die Resultate.

Bildnachweis

Fotoproduktion: Tom Roch

Weitere Fotos:

defd-Fit for Fun (Thomas Anders): S. 4
GU: S. 3 und 45 (M. Leis), 12, 13, 21, 25, 26/27, 29 (Studio R. Schmitz), 15 (B. Büchner), 20 (A. Hoernisch), 32 und 43 (A. Hosch)
Jump: Titelbild, S. 1
Mauritius: S. 2, 16
StockFood: S. 18/19, 22
Tanita: S. 7

Impressum

Redaktionsleitung: Ulrich Ehrlenspiel
Redaktion: Silvia Herzog
Lektorat und Gestaltung: Sylvie Hinderberger
Layout: Heinz Kraxenberger
Umschlag: independent Medien-Design
Herstellung: Renate Hutt
Lithos: W & Co., München
Druck/Bindung: Alcione, Trento

ISBN 3-7742-5781-7

Auflage	5.	4.	3.	2.	1.
Jahr	07	06	05	04	03

Gräfe und Unzer

Ein Unternehmen der
GANSKE VERLAGSGRUPPE